• 全国高等中医药院校“十三五”规划教材 •

中医药物理实验

（供中医、中药和药学类专业用）

（第三版）

主　编　章新友

副主编　杜　琰　张春强　赵志坚

编　委（以姓氏笔画排序）

艾志福　刘志勇　李会丽
肖贤波　汤顺熙　严亮华
邹国明　周步高　周　力
程紫君　蔡少华　喻松仁

中国协和医科大学出版社

图书在版编目（CIP）数据

中医药物理实验／章新友主编. —3版. —北京：中国协和医科大学出版社，2017.6

ISBN 978-7-5679-0813-0

Ⅰ.①中… Ⅱ.①章… Ⅲ.①医用物理学-实验-医学院校-教材 Ⅳ.①R312-33

中国版本图书馆CIP数据核字（2017）第117321号

中医药物理实验（第三版）

主　　编：章新友
责任编辑：田　奇

出版发行：**中国协和医科大学出版社**
（北京市东城区东单三条9号　邮编100730　电话010-65260431）
网　　址：www.pumcp.com
经　　销：新华书店总店北京发行所
印　　刷：三河市华晨印务有限公司

开　　本：710×1000　1/16
印　　张：12.5
字　　数：200千字
版　　次：2017年6月第3版
印　　次：2020年7月第3次印刷
定　　价：32.00元

ISBN 978-7-5679-0813-0

内 容 提 要

本书是依据高等中医药院校中医、中药和药学类各本科专业物理学教学大纲，按照教育部高等学校医药公共基础课程教学指导委员会自然科学课程教学指导分委员会，制定的《医药类大学物理课程教学基本要求》对物理学实验教学的要求，为满足全国普通高等医药院校中医、中药和药学类各本科专业“十三五”期间《物理实验》课程教学需要而编写。

全书精选了与中医、中药和药学类本科专业密切相关的物理学实验22个，其中有关普通物理学的实验室15个，有关电工和电子技术的实验7个。每个实验的后面附有思考题供教师选用和学生自测，在书末的附录、附表中还介绍了焊接技术、国产半导体器件命名方法和有关物理常数。

本书供高等中医药院校中医、中药和药学类各本科专业学生教学使用，也可作为其他相关本科专业学生的教材或从事物理学实验教学工作者的参考用书。

前　言

《中医药物理实验》是一本供高等中医药院校中医、中药和药学类各本科专业使用的物理学实验教材。该书是依据高等中医药院校中医、中药和药学类各本科专业物理学课程教学大纲，在华东地区中医院校物理学教学协作组编写的《医药物理学实验》的基础上，按照教育部高等学校医药公共基础课程教学指导委员会自然科学课程教学指导分委员会，制定的《医药类大学物理课程教学基本要求》对物理学实验教学的要求，为满足全国普通高等医药院校中医、中药和药学类各本科专业"十三五"期间《物理实验》课程教学需要，由 2000 年出版的第一版和 2009 年出版的第二版《中医药物理实验》，并结合全国高等医药院校实验教学的实际情况和编者近年来的实验教学改革与实践经验，在进一步深化物理学课程实验教学改革的新形势下编写而成。

编写过程中，根据教育部对高等医药院校物理学实验课程教学的新要求，以及近年来高校实验设备的添置情况，对 2009 年出版的第二版《中医药物理实验》教材进行了必要的修改和补充，尤其是增加了近年来在实验教学研究方面所取得的成果，并对部分实验的内容和方法进行了更新和改进。精选了与中医、中药和药学类本科专业密切相关的物理学实验 22 个，其中有关普通物理学的实验 15 个，有关电工和电子技术的实验 7 个。书末还有焊接技术、国产半导体器件命名方法和有关物理常数。在同一个实验中介绍了多种不同的方法或使用几种不同的仪器，既便于各高校依据现有的仪器情况进行选做，又开阔了学生视野。每个实验都附有思考题，以供教师选用或作为学生在预习和实验时进行自我检测。

本书在编写过程中得到了江西中医药大学方荣福教授的指导和帮助，同时也得到了中国协和医科大学出版社和江西中医药大学有关领导的大力支持，在此一并表示感谢。

由于我们水平有限，书中的错误和不妥之处在所难免，恳请使用本教材的广大师生和读者批评指正。

编　者

2016 年 10 月

目　录

绪　论

物理学是一门实验性科学。物理学的研究方法、物理定律和理论的建立都是以实验为基础，并要经受实验的检验。例如：爱因斯坦的光子学说，是在光电效应实验的基础上建立起来的，它的正确性又被康普顿散射实验进一步证实。由此可见，物理实验与理论之间具有相互依存、相互促进的关系。对于医药类专业来讲，物理实验的重要性在于它是医学和药学等学科的科学实验基础，在物理实验中使用的基本方法和基本技能也已被广泛地应用于医药领域的实际工作中。

本课程的目的与要求是：

1. 学习和掌握运用实验原理和方法，研究某些物理现象和进行具体的测试，得出某些结论。

2. 初步培养学生进行科学实验的能力，即如何从测量目的（研究对象）或课题要求出发，依据哪项原理，通过什么方法，选用哪种合适仪器与设备，确定合理的实验程序去获取准确的实验结果。

3. 进行实验技能的基本训练，熟悉常用仪器的基本原理、结构性能、正确操作、调试方法、观测分析和故障排除。

4. 学习处理实验数据的方法，以及分析实验方法、测量仪器、周围环境、测量次数和操作技能等因素对测量结果的影响。

5. 通过实验培养严肃认真、细致踏实、一丝不苟、实事求是的科学态度和克服困难、坚韧不拔的工作作风（着重三“严”，即操作要认真严格，态度要踏实严谨，思维要活跃严密）。

在整个物理实验教学过程中，学生必须主动、自觉、创造性地获得知识和技能；决不是仅仅通过实验获取几个数据，而是要通过实验去探索研究问题。因此，在观察实验现象时，要事先明确做什么、应该怎样去做，而且还要懂得为什么要这样做。在做实验过程中，要正确简明、有条有理地记录数据，要做到在做第一百次测试时仍像第一次测试那样认真，并对测试结果完全负责。在写实验报告时，要确切地分析评定自己的工作，要像写论文一样，写好实验报告。

一、物理量的测量与误差

一切物理量都是通过测量得到的。在物理实验过程中，总要通过对一系列物理量的测定来探索寻找物理量之间的相互关系，所以从这个意义上说，物理实验首先遇到的就是测量问题。

何谓测量？所谓测量就是将待测量 X 与某个被选为基准的单位 μ 进行比较。如待测量为 μ 的 k 倍，我们就称 $X=k\mu$。

例如：我们选定米（m）为长度的单位量，要测定运动场跑道一圈的长度，发现它为单位长度米的 400.25 倍，我们就称它的长度为 400.25m，可写成长度 $L=400.25$m。同时必须注意到测量结果应是有单位的量。我们所熟知的物理量如质量、时间、速度、加速度等，它们的国际单位分别为千克（kg）、秒（s）、米/秒（m/s）、米/秒^2（m/s^2）。

物理量本身应存在一个客观值 X，称为真值。严格说来，任何测量由于受到当时技术水平与认识水平的限制，或受到观察者主观视听与环境条件偶然起伏的影响，都不可能绝对准确，这些就导致了所测的值 X_0 与 X 之间有一个差值 $\Delta X=X-X_0$。ΔX 就是我们所说的误差。

误差来源的分析、误差大小的估算对实验工作十分重要，它将直接影响到测量水平的高低。

二、测量误差的分类

我们已经知道，任何一个物理量的测量都不可避免地存在误差。根据误差产生的性质及导致误差产生的原因，可以把它分为系统误差与偶然误差两大类。

（一）系统误差

由于测量仪器设备的缺陷、测量方法的不尽完善或测量者自身的习惯等所产生的误差称为系统误差。

例如：测物体的重量时没有考虑到空气浮力的影响，测时间时秒表走时不准，测高度时尺子未调到铅直，测量者读数时老是将头偏右等等，均会产生系统误差。系统误差有一个显著的特点，就是测量值 X_0 总是同一方向地偏离真值 X，不是一律偏大，就是一律偏小。凡是由于类似于上面所列举的那些确定的因素所引起的误差称系统误差。可以这样说，测量结果的精确与否很大程度上取决于对系统误差的发现与消除，消除得愈彻底，所得测量结果也就愈精确。

系统误差的发现是比较困难的，它需要测量者有较为丰富的实践经验与一定理论知识。从实验方法的角度上考虑，可以采取扩大实验范围（如条件允许的话），即用不同的实验方法或同一种方法改变实验条件等手段，对被测物体的测量过程进行细致的观察、对比，分析各种实验手段或各种状态下所测到的结果，找出它们之间的差异，这将有助于进一步分析产生系统误差的因素，并尽可能有效地将其消除到最低程度。

（二）偶然误差

由于诸多无法控制的属于测量者自身或外界环境干扰等因素所引起的误差称为偶然误差。

例如：测量者感官分辨能力的限制，电压不稳定，温度不均匀，仪器设备受振动等偶然因素，均会产生偶然误差。正是由于这类偶然性无法消除，所以偶然误差是不可避免的。然而偶然误差有一个显著的特点：各次测量的误差是随机出现的，它的大小以及与其真值的偏离方向都是无法确定的。从统计意义上讲，在重复多次测量过程中，出现测量值偏离真值的大小与偏离真值的方向的机会是均等的。而且随着测量次数的增多，这一规律表现得愈为明显。正是由于这一点，在客观上要求我们对待测物体进行尽可能多次的重复测量。将重复测量所得到的一系列测量值，经过适当的数据处理之后，使之更接近于真值。

例如：最为常用的方法就是计算算术平均值，使正、负偶然误差相互补偿，从统计上可以保证算术平均值以最大的概率接近于真值。

除上面所说的系统误差与偶然误差之外，人为的过失与疏忽也会造成测量工作的差错。例如：读错仪器刻度，数据记录的笔误，数据处理过程中的计算错误等等。但只要当事人以认真细致的态度进行实验，这些差错理应完全避免。

三、测量误差的简单处理方法

一个待测物理量的真值一般是不会知道的，而通过测定所得的量值又必定含有误差。就测量而言，一次直接测量是一种最为简单的情形。在这种情形下，误差的估计只能根据仪器设备的精度来确定。通常，可以取仪器最小分值的一半作为单次测量的误差。当然一次直接测量的精确程度一般是不尽人意的。我们下面所涉及的主要是多次测量时的偶然误差的情形，为方便起见，先假定这些测量均为直接测量。

假设在相同的实验条件下，对一个物理量进行 n 次测量，记录各次的测定值，分别为 X_1、X_2、X_3、……、X_n，计算它们的算术平均值为：

$$X_0 = \frac{1}{n}(X_1 + X_2 + X_3 + \cdots + X_n) = \frac{1}{n}\sum_{i=1}^{n} X_i$$

上面已曾谈到，从统计的意义上可以保证 X_0 作为所需待测量 X 的最佳近似值。

设 $\Delta X_i = | X_i - X_0 |$ $(i=1, 2, \cdots, n)$，即最佳近似值与各次测定值差的绝对值，称为各次测定值的绝对误差。

设 $\Delta X = \frac{1}{n}(\Delta X_1 + \Delta X_2 + \Delta X_3 + \cdots + \Delta X_n) = \frac{1}{n}\sum_{i=1}^{n} \Delta X_i$，即各次测定值的绝对误差平均值，称为平均绝对误差。

通常把多次测量值的结果写成：

$$X = X_0 \pm \Delta X$$

式中±号表示 X 介于 $X_0 - \Delta X$，$X_0 + \Delta X$ 之间，即

$$X_0 - \Delta X \leqslant X \leqslant X_0 + \Delta X$$

绝对误差虽能反映一些测量的精度，但不能全面评定测量结果的优劣。例如：测量一根金属棒的长度，其结果是 20.2±0.2cm；测量一间房屋的长度，其结果是 1162±2cm。从绝对误差的角度上考虑，自然后者为 2，大于前者 0.2，但我们并不能就由此得出金属棒的测量精度高于房屋的测量精度，因为这里有一个很明显的事实，就是两者本身的长度有很大的差异。

为了有效地评价各种测量精度的优劣，我们引入所谓平均相对误差这个概念，它规定为平均绝对误差 ΔX 与真值 X 之比，即：

$$\frac{\text{平均绝对误差}\Delta X}{\text{真值}X} \approx \frac{\Delta X}{X_0} \times 100\%$$

就上面的例子进行分析：

测金属棒长度：　$\frac{\Delta X}{X_0} = \frac{0.2}{20.2} \times 100\% \approx 0.99\%$

测房屋长度：　$\frac{\Delta X}{X_0} = \frac{2}{1162} \times 100\% \approx 0.17\%$

由此可见，测量房屋长度的精度高于测量金属棒长度的精度。

引入平均相对误差概念之后，可将多次测量值的结果改写为：

$$X = X_0 \left(1 \pm \frac{\Delta X}{X_0}\right)$$

平均相对误差是一个很重要的概念，它是判断、比较、改进各种测量手段的主要依据。

上面讨论的是对物理量进行直接测量时的情形，通常在更多的场合下，物理量的测定是通过间接测量的手段得到的。所谓间接测量即若要对某一物理量进行测量，必须先经过对其他的物理量进行直接测量，然后再根据有关的公式（即它们之间的相互关系）进行计算求得。

例如：要测一个均匀玻璃小球的密度时，可先用游标卡尺测出它的直径 d，利用球体积公式 $V=1/(6\pi d^3)$ 算得其体积；再用托盘天平测出它的质量 m，于是根据密度 $\rho=m/V$ 的关系式计算出小球的密度。

四、间接测量值的误差计算

由于在直接测量时，测量值都不可避免地含有误差，而间接测量值又是通过直接测量值计算求得，所以间接测量也就不可避免地含有误差。因此，间接测量的误差除与相应的直接测量本身的误差有关外，还决定于运算关系，常用的误差计算公式见表 0-1。

表 0-1 常用运算关系的误差计算公式

运算关系	平均绝对误差 $\triangle N$	平均相对误差 $\frac{\triangle N}{N}$
$N=X\pm Y$	$\triangle X+\triangle Y$	$(\triangle X+\triangle Y)/(X_0\pm Y_0)$
$N=X\cdot Y$	$X_0\cdot\triangle Y+Y_0\cdot\triangle X$	$\triangle X/X_0+\triangle Y/Y_0$
$N=\mathrm{k}X$（k 为常数）	$\mathrm{k}\triangle X$	$\triangle X/X_0$
$N=X/Y$	$(X_0\cdot\triangle Y+Y_0\cdot\triangle X)/Y_0^2$	$\triangle X/X_0+\triangle Y/Y_0$
$N=X^{\mathrm{k}}$（k 为常数）	$\mathrm{k}X_0^{\mathrm{k}-1}\cdot\triangle X$	$\mathrm{k}\cdot\triangle X/X_0$
$N=\sqrt[\mathrm{k}]{X}$（k 为常数）	$\frac{1}{\mathrm{k}}X_0^{\frac{1}{\mathrm{k}}-1}\cdot\triangle X$	$\frac{1}{\mathrm{k}}\triangle X/X_0$
$N=\log_{10}X$	$\frac{1}{\ln 10}X_0^{-1}\triangle X$	$\frac{1}{\ln X_0}X_0^{-1}\triangle X$
$N=\ln X$	$X_0^{-1}\triangle X$	$\frac{1}{\ln X_0}X_0^{-1}\triangle X$
$N=\sin X$	$\cos X_0\cdot\triangle X$	$\mathrm{ctg}X_0\cdot\triangle X$
$N=\cos X$	$\sin X_0\cdot\triangle X$	$\mathrm{tg}X_0\cdot\triangle X$
$N=\mathrm{tg}X$	$\sec^2X_0\cdot\triangle X$	$2\csc X2X_0\cdot\triangle X$
$N=\mathrm{ctg}X$	$\csc^2X_0\cdot\triangle X$	$2\csc X2X_0\cdot\triangle X$

间接测量的数据处理常见的方法有二种：一是先求直接测量量的平均值和标准差再传递；二是先把每个直接测量值代入函数关系求得函数值再

平均、求标准差。下面我们仅以一元函数讨论。

设直接测量量为 x，间接测量量 y 是 x 的函数：$y=f(x)$；x 的各次测量结果是：

$x=x_1,\ x_2,\ x_3,\ \cdots,\ x_n$

先求平均的方法是首先算出：

$$\bar{x}=\frac{1}{n}\sum_{i=1}^{n}x_i$$

把 $\bar{x}$ 代入函数求出测量结果 y：

$$y=f(\bar{x})$$

再求：

$$\sigma_x^2=\frac{1}{n}\sum_{i=1}^{n}(\bar{x}-x_i)^2$$

$$\sigma_y^2=\left(\frac{df}{dx}\right)^2\sigma_x^2$$

把 σ_y^2 作为误差

先代入函数的方法是首先求：

$$y_1=f(x_1),\ y_2=f(x_2),\ \cdots,\ y_n=f(x_n)$$

再求：

$$\bar{y}=\frac{1}{n}\sum_{i=1}^{n}y_i$$

$$\sigma_y^2=\frac{1}{n}\sum_{i=1}^{n}(\bar{y}-y_i)^2$$

把 $\bar{y}$ 作为测量结果，把 σ_y^2 作为误差。

由直接测量的量代入一定的公式计算，得出结果，称之为间接测量。直接测量有误差，间接测量也有误差，这就是误差的传递。下面讨论间接测量结果误差的计算。

设：
$$N=f(x,\ y,\ z,\ \cdots) \tag{0-1}$$

x、y、z，为独立的物理量。对（0-1）式求全微分有：

$$dN=\frac{\partial f}{\partial x}dx+\frac{\partial f}{\partial y}dy+\frac{\partial f}{\partial z}dz+\cdots \tag{0-2}$$

（0-2）式表示当 x、y、z 有微小改变 dx，dy，dz 时，N 改变 dN。通常误差小于测量值，把 dx，dy，dz，dN 看作误差，这就是误差的传递公式。其中 $\frac{\partial f}{\partial x}dx$、$\frac{\partial f}{\partial y}dy$、$\frac{\partial f}{\partial z}dz$、…分别叫做分误差，$\frac{\partial f}{\partial x}$、$\frac{\partial f}{\partial y}$、$\frac{\partial f}{\partial z}$、…分别叫误差的

传递系数。可见，一个量的测量误差对于总误差的贡献，不仅取决于其本身误差大小，还取决于误差传递系数。对于各个独立量测量结果的偶然误差而言，如果用标准偏差代表偶然误差，其误差合成方式则为方和根的合成。

设：dN_i、dx_i、dy_i、dz_i…为第 i 次测量的误差，由（0-2）式得：

$$dN_i=\frac{\partial f}{\partial x}dx_i+\frac{\partial f}{\partial y}dy_i+\frac{\partial f}{\partial z}dz_i+\cdots \tag{0-3}$$

将（0-3）式两边平方得：

$$(dN_i)^2=\left(\frac{\partial f}{\partial x}\right)^2 dx_i^{\ 2}+\left(\frac{\partial f}{\partial y}\right)^2 dy_i^{\ 2}+\left(\frac{\partial f}{\partial z}\right)^2 dz_i^{\ 2}+2\frac{\partial f}{\partial x}\frac{\partial f}{\partial y}dx_i dy_i+\cdots \tag{0-4}$$

如果 x、y、z…是相互独立的，共测 k 次相加，则（0-4）式求和后，其中非平方项之和为零，于是：

$$\sum_{i=1}^{k}(dN_i)^2=\left(\frac{\partial f}{\partial x}\right)^2\sum_{i=1}^{k}(dx_i)^2+\left(\frac{\partial f}{\partial y}\right)^2\sum_{i=1}^{k}(dy_i)^2+\left(\frac{\partial f}{\partial z}\right)^2\sum_{i=1}^{k}(dz_i)^2+\cdots \tag{0-5}$$

两边乘$\frac{1}{k}$，根据标准误差的定义式：

$$\sigma=\sqrt{\frac{\sum_{i=1}^{k}X_i^{\ 2}}{k}}=\sqrt{\frac{\sum_{i=1}^{k}(N_i-N')^2}{k}} \tag{0-6}$$

（式中 N_i 为各次观测值，N' 为真值，$X_i=N_i-N'$ 为各次测量对应的绝对误差）。

则有：

$$\sigma=\sqrt{\left(\frac{\partial f}{\partial x}\right)^2\sigma_x^2+\left(\frac{\partial f}{\partial y}\right)^2\sigma_y^2+\left(\frac{\partial f}{\partial z}\right)^2\sigma_z^2+\cdots} \tag{0-7}$$

式成立，即偶然误差的合成式（标准误差的传递公式）。

归纳起来，求间接测量结果误差（标准偏差的方和根合成）的步骤为：①对函数求全微分（或先取对数再求微分）；②合并同一变量的系数；③将微分号变为误差号、求平方和。（注意各项均要用“+”号）。

下面以用流体静力称衡法测固体密度的公式 $\rho=\frac{m}{m-m_1}\rho_0$ 为例，求 σ_ρ。

测得 $m=27.06\pm0.02$g，$m_1=17.03\pm0.02$g，$\rho_0=0.9997\pm0.0003$g/cm^3。

解：①取对数，求全微分

$\ln\rho=\ln m-\ln(m-m_1)+\ln\rho$

$$\frac{d\rho}{\rho}=\frac{dm}{m}-\frac{dm-dm_1}{m-m_1}+\frac{d\rho_0}{\rho_0}$$

②合并同一变量系数

$$\frac{d\rho}{\rho}=\frac{-m}{m(m-m_1)}dm+\frac{1}{m-m_1}dm_1+\frac{1}{\rho_0}d\rho_0$$

③微分号变误差号，平方相加再开方

$$\frac{\delta_\rho}{\rho}=\sqrt{\frac{m^2}{m^2(m-m_1)^2}(\sigma m)^2+\frac{1}{(m-m_1)^2}(\sigma m_1)^2+\frac{1}{\rho_0^2}(\sigma\rho_0)^2}$$

$$\delta_\rho=2.7\sqrt{1.5\times10^{-6}+4.0\times10^{-6}}\approx0.006\text{g/cm}^3$$

由误差传递合成公式可知，在误差合成时起主要作用的常常是其中一、二项或少数几项分误差。由于误差本身是估计值，一般说来，在计算中把小于最大分误差1/10略去不计，并不影响总误差。这一点在分析误差、估计误差时是很有意义的，可以大大地简化计算。在分析误差时，常常可不必把误差合成公式全部写出，根据具体情况，在每一步计算中都可略去较小项，以便分析主要因素的影响。在选择测量仪器时，亦可根据间接量与直接量之间的函数关系，由（0-2）式找出影响总误差的主要分误差因素进行选择。为了减少测量总误差，对于主要因素的直接测量仪器，要将其精度选择得高一些。例如：测量圆柱体的体积，其公式为 $V=\frac{\pi}{4}D^2H$（式中 D 为直径，H 为高），从 $dV=\frac{\pi}{4}\overline{D}^2\cdot dH+\frac{\pi}{4}\overline{H}\overline{D}\cdot 2dD$ 中可以看出直径比高对总误差的影响大。为了减少总误差，对高大的圆柱体，测高可用米尺，测直径可用游标卡尺，对于较小的圆柱体，测高可用游标卡尺，测直径要用千分尺。

五、有效数字及其运算

（一）有效数字

什么是有效数字？让我们举例来说明：用米尺测量棒的长度时，将棒的一端对准米尺的零线，另一端在米尺刻度1.3cm和1.4cm之间，读数1.3和1.4之间的数字要由测量者估计得出，假设估计数为4，则棒长的读数为1.34cm。由于最后一位数字是估计出来的，其估计结果可因人而异，是不很准确的，通常称它为欠准数字。欠准数字虽有误差，但保留下来还是有意义的，总比略去不计要准确些。我们把测量数据中有意义的数字，包括从仪器上确切读出的数字和最后一位欠准数字，通称为有效数字。上例中用米尺测出来的长度为 1.34cm 是三位有效数字。由于第三位数字是欠准的，故其误差约为百分之几厘米。如果改用螺旋测微计来测量时，设读得棒长为 1.3456cm，是五位有效数字，第五位数字才是估计出来的欠准数字，故其误差约为万分之几厘米，比用米尺测量要精确得多。可见有效数字不仅指出了测量值的大小，还可用于粗略地估计测量的精确程度。测量数据的有效数字愈多，结果愈为精确。但是，有效数字的多少决定于所使用仪器的精密度，不能随意增添。

为了减少偶然误差，我们往往重复地进行多次测量，取其算术平均值作为测量的结果。例如用米尺测棒长三次，读数分别为 1.34cm、1.36cm 和 1.36cm，其平均值为循环小数 1.35333…可以写出无穷多位。但是实际上，每次测量只能估计到 1/100cm，在平均值中数字“5”的这一位已有误差，保留其后的数字就毫无意义了，应当按照“尾数的舍入法则”把它写成 1.35cm，仍为三位有效数字。如果把测量的结果写成 1.35333cm，反而不是正确的。因为这样记录将被理解为六位有效数字，其误差为十万分之几，显然这是不符合实际情况的。由此可见，有效数字的位数是不能随意增减的，当然也不能在测得的数值后面随意加“0”。像 1.34 和 1.340cm 在数学上是等价的，但作为测量数据，两者却具有不同的意义。前者是三位有效数字，表示误差在 1/100cm 这一位；后者是四位有效数字，仅有千分之几厘米的误差。与此相反，如果有效数字的末位数是“0”，也不能把“0”随便抹掉。

必须指出，有效数字的位数与小数点的位置无关。例如用天平称得某物体的质量为 1.030g，也可以写成 0.001030kg 或 1030mg，三者的有效数字是相同的。可见，在纯小数的情况下，紧接在小数点的后面第一个非“0”数字前面的“0”，不算有效数字，如 0.001030kg 是四位有效数字。在纯整数或小数的情况下，最后几位“0”都算有效数字，如 1030mg 和 1.030g 的最后一位都是“0”，它们都是有效数字。那么如果以微克为单位，该物体的质量能否写成 1030000μg？很明显，这样写法是不符合有效数字的规定的，因为这是七位有效数字。为了避免混淆，并使记录和计算方便，通常把数据写成标准形式，即在小数点之前，一般取一位有效数字。采用不同单位而引起数值上的不同，可用 10 的幂来表示。例如上述物体的质量可写成：

1. 030g，1.030×10^{3}mg，1.030×10^{6}μg 或 1.030×10^{-3}kg。

（二）尾数的舍入法则

通常采用的四舍五入法对于大量尾数分布概率相同的数据来说是不合理的，因为入的概率总是大于舍的概率。现在通用法则是：尾数小于五则舍；大于五则入；等于五则把尾数凑成双。这个法则可使尾数舍和入的概率相等。

例如：8.765　　取三位有效数字为 8.76

8.775　　取三位有效数字为 8.78

8.76501　　取三位有效数字为 8.76

8.77499　　取三位有效数字为 8.77

0.08850　　取二位有效数字为 0.088

（三）有效数字的运算法则

1. 加减法　和或差的有效数字，写到各数中欠准数字位数最高的那一位为止。为了简便起见，先把各数中在该位以后的数，用舍入法处理后再进行运算。

例 1　设 $x=230.601$，$y=76.5$，$z=12$

求：$N=x+y-z$

解：在三个数中，位数最高的欠准数字在 z 的个位数上。运算时可把各量中在个位数以后的数用舍入法处理，得 $x=231$，$y=76$，$z=12$，所以

$$N=231+76-12=295$$

2. 乘除法　乘除法中的积或商的有效数字位数，一般应与各量中有效数字位数最少的相同。

例 2　设：$x=4.03$，$y=154.783$，$z=0.12414$

求：$N=xy/z$

解：在三个数中有效数字位数最少的是 x，仅三位数，积或商的有效数字一般也取三位。在运算过程中，各个数都取三位即可。这样取 $x=4.03$，$y=155$，$z=0.124$，则

$$N=\frac{4.03\times155}{0.124}=\frac{625}{0.124}=5.04\times10^{3}$$

通常在运算过程中各个数也可多保留一位，即取 $x=4.03$，$y=154.8$，$z=0.1241$，则

$$N=\frac{4.03\times154.8}{0.1241}=\frac{623.8}{0.1241}=5027$$

最后结果应取三位有效数字，即 $N=5.03\times10^3$。可见，两次计算的结果仅在欠准数字上有差异，基本相同。

3. 乘方与开方　乘方与开方的有效数字应与其底的有效数字位数相同。

例 3　测得直径 $d=1.03\text{cm}$，求圆面积。

解：圆面积 $S=\dfrac{\pi d^2}{4}$，式中“4”是确定的常数，计算时不影响有效数字的位数。d 为三位有效数字，d^2 亦应取三位数，故常数 π 也取三位数即可。计算如下：

$$S=3.14\times1.03^2/4=3.14\times1.06/4=0.833\text{cm}^2$$

如果在运算过程中多保留一位，结果仍基本相同。

上述运算法则既可避免那些不必要的繁杂计算，又可以满足实验的要求，同时还可以指导我们如何适当地选用仪器。例如，用伏安法测量电阻时，如果使用的安培计只能读出两位有效数字，则在测量相应的电压时，只要使用一般的伏特计，能读出二、三位有效数字就已足够。因为通过计算，能得出电阻的有效数字最多是两位，即使使用精密的伏特计也不能提高实验结果的精确度。与此相反，如果使用一般仪器去代替精密仪器进行测量时，所得结果的精确度将会降低，这是在实验工作中应当注意的一个原则。

应当指出，一般说来，用上述运算法则定出的有效数字位数和用误差理论确定的位数是一致的。但也有例外，这就需用误差的理论来修正，这里不予介绍了。

六、测量结果的图示法

在物理实验中往往测得两个物理量之间一系列相应的数据，把它们描绘成图线，可以直观地看出这两个物理量之间的关系。这是一种应用得非常广泛的方法，称为图示法。

现将图示法的一般规则简述如下：

1. 选定坐标轴　以横轴代表自变量，纵轴代表因变量，并标明各自所代表的物理量、单位及图的名称。

2. 定标尺　要选定适当的标尺比例，起点标度，在轴上等间隔地注明标度值。要注意：

（1）应保证从坐标点读出的有效数字与实验数据相当。

（2）应充分利用整个图纸纸面，使图线不偏于图纸的一角。为此坐标轴的标度起点不一定从“0”开始，两轴标尺的比例也不一定相同。

（3）标尺比例以每格代表1、2、5、10等单位，不可代表3、7、9等，以便于计算和描点。

3. 描点和连线 根据测量数据，用符号“×”或“⊙”标出各点的位置。“×”和“⊙”的中心代表坐标位置。然后根据各实验点做出一条直线或平滑的曲线，而切勿连成折线。并注意以下两点：

（1）符号要小而清楚，应用直尺或曲线板描绘直线或曲线，粗细要适宜。

（2）所有实验点不可能都落在曲线上。描绘时，务必使落在曲线以外的点尽可能靠近曲线，而且落在曲线两侧实验点的数目要大致相等。对于个别的实验点偏离曲线过大，应重新测量核对或予以舍弃。

现举例说明作图方法，并从图线求出函数关系。例如我们做平行板电容器的实验，研究电容器通过电阻放电时，两板间的电位差 u 随时间 t 而减少的规律。设测得 u 与 t 相应的数据如下：

时　间 t（s）	0	1. 00	2. 00	3. 00	4. 00	5. 00	6. 00
电位差 u（V）	10. 0	7. 15	4. 90	3. 63	2. 46	1. 82	1. 25

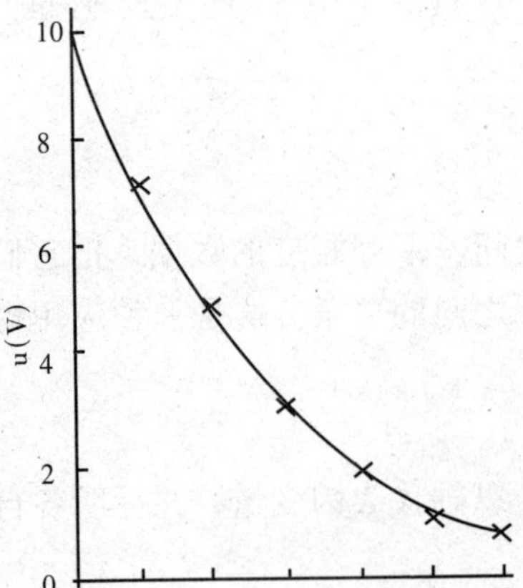

图 0-1　电容器放电曲线之一

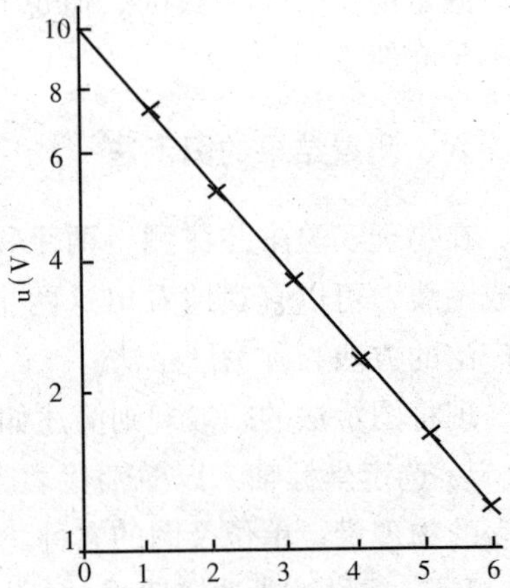

图 0-2　电容器放电曲线之二

以 t 为横坐标，u 为纵坐标，标尺比例如图 0-1 所示。在方格纸上描绘实验点，用曲线板连成平滑曲线，这曲线代表电容器放电时电位差的递减规律，实质上这是一条指数曲线。这一曲线既难描绘，又不直观。如果改用 $\ln u$ 为纵坐标，t 为横坐标，或者在半对数坐标纸上作图时，就可得出一条如图 0-2 所示的直线。这条直线的方程将代表电容器放电时 u 与 t 的函数关系。因为这是对数标尺，所以，直线的截距是 ln10. 0，斜率为

$$k=\frac{\ln 10.0-\ln 1.25}{0-6.00}=-0.3471$$

其直线方程为 $\ln u-0.347t=\ln 10.0$，化成指数函数为 $u=10.0e^{-0.347t}$，式中 e 为自然对数的底。这一公式表示电容器通过电阻放电时，两极间的电位差随时间递减的经验公式。由此可见，用半对数坐标纸作图可将指数曲线化为直线，既便于作图，又易于求出它们的函数关系。这是在实验中常用的直线化方法之一。

七、线性拟合方法简介

图解法虽然是处理数据的一种较为简单的方法，但毕竟是一种较粗略的方法。有时在实际问题中往往要求从实验数据出发列出经验方程，其中最常用的一种方法是用最小二乘法线性拟合（或称最小二乘法线性回归），求得回归方程。下面对这种方法作简单的介绍。

先要假定所研究的两个物理量 X 与 Y 之间存在线性相关关系，即回归方程形式为

$$Y=a+bX \tag{0-8}$$

现有测得的数据组为（X_i，Y_i）（$i=1, 2, \cdots, n$），问题是如何确定系数 a、b 使其符合给定的拟合优劣准则，使下式为最小：

$$\sum_{i=1}^{n}[Y_i-(a+bX_i)]^2 \tag{0-9}$$

令 $f(a, b)=\sum_{i=1}^{n}[Y_i-(a+bX_i)]^2$，由数学知识可知，上面的问题即为一个求以 a、b 为自变量的二元正值函数 f(a, b) 的最小值问题。将式(0-9) 分别对 a、b 求偏导数，并令其为 0，解得：当 $b=\frac{X_0Y_0-(XY)_0}{X_0{}^2(X^2)_0}$，$a=Y_0-bX_0$ 时，就可使 f(a, b) 为最小，其中 $X=\frac{1}{n}\sum_{i=1}^{n}X_i$，$Y_0=\frac{1}{n}\sum_{i=1}^{n}Y_i$，$(XY)_0=$

$\frac{1}{n}\sum_{i=1}^{n}X_iY_i$，$(X^2)_0=\frac{1}{n}\sum_{i=1}^{n}X_i^{\ 2}$

将所求得的 a、b 代回式（0-8），便得到了所需的回归方程。

【思考题】

1. 产生测量误差的主要原因是什么？如何才能减少测量的误差？

2. 尾数的舍入法则与“四舍五入”法有何不同？

3. 从 π 值中截取 3 位、5 位有效数字，分别计算绝对误差和相对误差（最佳近似值可以多取一位代替）。

4. 空气中 0℃时的声速为（331.63±0.04）m/s，试求其绝对误差与相对误差。

5. 用千分尺测球的直径，得下列数据：d（mm）：1.673；1.674；1.676；1.678。求：d 的平均值，平均绝对误差，平均相对误差；然后求出这只球的体积及其误差。

6. 说明下列各数有效数字的位数：

0.005400，1.28，8100，3.0074，

0.018，5.310×10^{-2}，7.347×10^{5}，5.8×10^{9}，

7. 用有效数字运算法则计算下列各式：

（1）92.500−1.501+20=　　（2）1.22×0.100=

（3）123.4÷0.10=　　（4）（11.37−10.17）×125/10=

（5）（9.0−7.9）÷0.100=　　（6）（12.5−11.5）×200=

实验1 基本长度的测量

[实验目的]

1. 掌握游标尺、螺旋测微器和读数显微镜的原理和使用方法。
2. 进一步掌握误差理论和有效数字的计算。

[仪器与器材]

游标尺、螺旋测微器、读数显微镜、塑料圆筒、金属丝、小钢珠、毛细管各一件。

[实验原理]

一、游标尺

米尺的最小刻度为1mm，若要进行精度较高的长度测量，常用“游标”尺。游标尺又叫游标卡，按其精密度分，有0.1mm、0.05mm和0.02mm三种规格。

游标尺两个主要部分：主尺（也称直尺）和一个套在主尺上并可沿着主尺活动的副尺（也称游标），如图1-1所示。主尺i与两测脚a和c牢固

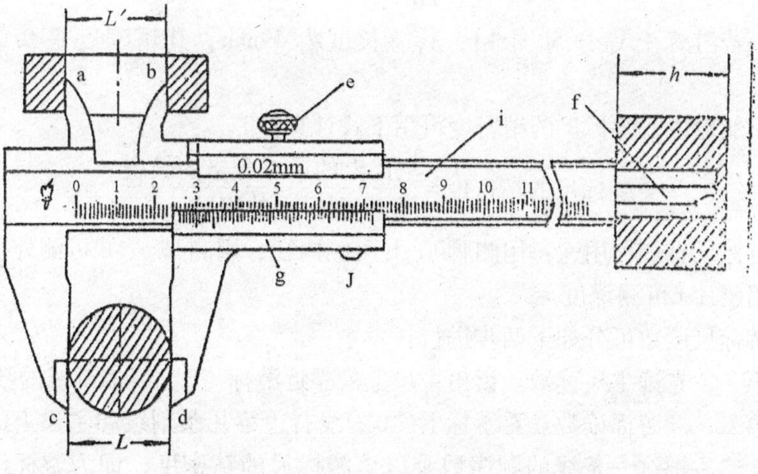

图1-1 游标尺

地连在一起，副尺 g 与另外两测脚 b 和 d 牢固地连接在一起，副尺可由紧固螺钉 e 固定。在 g 的斜面上有游标刻度尺，在副尺的背面有一根狭长的深度尺 f，它嵌在主尺背面的一个凹槽里，可以沿槽自由滑动。

主尺的刻度与普通米尺一样，其最小刻度为 1mm。游标上的刻度与游标尺的精密度有关。关于游标尺的精密度可以根据其结构进行计算，设 y 代表主尺上一个分格的长度（$y=1\text{mm}$），x 代表游标上一个分格的长度，若游标上 p 个分格的总长与主尺上（$p-1$）个分格的总长相等，则有

$$px=(p-1)y$$

$$x=\frac{p-1}{p}y$$

主尺上每一分格与游标上每一分格的长度差为

$$y-x=\frac{1}{p}y$$

$\frac{1}{p}y$ 这个量称作游标尺的精密度。

最简单的游标尺在游标上刻有等距离的 10 个分格，其总长度只占主尺上 9 个分格，即为 9mm，这种游标尺的精密度是 $y-x=\frac{1}{10}\text{mm}=0.1\text{mm}$。

游标尺的精密度除 0.1mm 外，一般还有 0.05mm 和 0.02mm 两种，若游标上等分 20 个分格，其总长度为 19mm，则精密度为：

$$y-x=\frac{1}{20}\text{mm}=0.05\text{mm}$$

同理，若游标上等分 50 个格，其总长度为 49mm，其精密度是 0.02mm，图 1-1。

一般地说，游标尺的精密度可用下式计算：

$$\text{游标尺的精密度}=\frac{\text{主尺上的最小分格的长度}}{\text{副尺上的格数}}$$

游标尺有三种用途：用测脚 a、b 可测内径；用测脚 c、d 可测外径或厚度；用狭片 f 可测深度。

游标尺读数可分如下两步进行：

第一，先读主尺读数。读出主尺上最靠近游标“0”线的刻线的数值 l；

第二，读游标读数。看游标上“0”线右边第几条刻线和主尺上的刻线对齐，然后把这一条线的顺序数乘以该游标尺的精密度，即为游标读数部分 Δl。

这样，被测物体长度的读数为 $l+\triangle l$。

例如：在图 1-2 中，游标尺的精密度为 0.05mm，主尺上最靠近游标“0”线的刻线在 3.200~3.300cm 之间，则主尺部分的读数 l 应为 3.200cm；由于游标上“0”线右边的第 15 条刻线和主尺上的某一条刻线对齐，其游标部分的读数 $\triangle l$ 为 15×0.05=0.75mm 则被测物体长度的读数为：

$$L=l+\triangle l=3.200+0.075=3.275\text{cm}$$

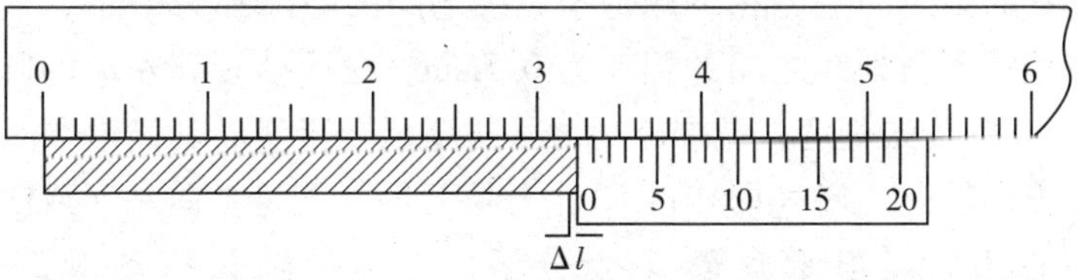

图 1-2 游标尺读数

实际上，在了解以上原理后，不一定通过笔算而可以直接将读数读出。采用游标读数的方法，在其他仪器上也有广泛的应用，如应用在读数显微镜和 UJ31 型电位差计上。

二、螺旋测微器

如果长度的测量要准确到 0.01mm，用游标尺是不能实现的，必须使用更精密的量具——螺旋测微器。

螺旋测微器，又叫千分尺，如图 1-3 所示，它由两个主要部分组成：曲柄和固定套筒牢固地连在一起组成一部分；活动套筒和测量轴牢固地连在

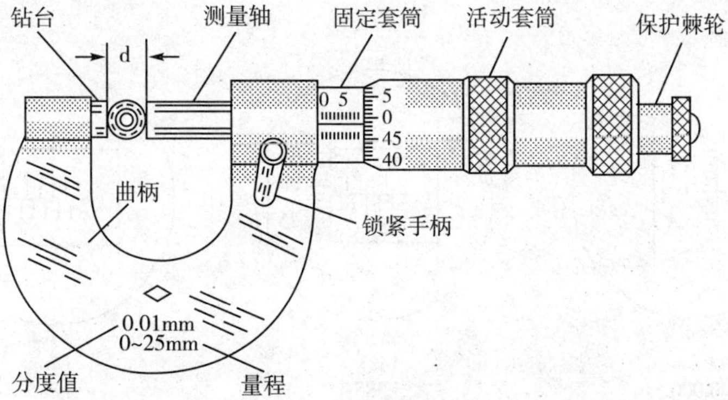

图 1-3 螺旋测微器

一起组成另一部分。在测量轴右半段的柱面上刻有阳螺纹，在滑动套筒内柱面上刻有阴螺纹，因此，当滑动套筒相对于固定套筒转动时，测量轴会在曲柄的空隙内左右移动。当滑动套筒顺时针转动时，测量轴向左移；当滑动套筒逆时针转动时，测量轴向右移。在螺旋测微器曲柄的左内侧有一个砧台，右端尾部有一个保护棘轮，中间有一个锁紧手柄。

螺旋测微器的主尺刻在固定套筒上，主尺的结构如下：侧面沿轴长方向刻有一条横线，在横线的上侧刻有毫米读数的刻线，在横线的下侧刻有半毫米读数的刻线，上侧和下侧每条刻线之间的距离都为1mm，横线的上侧刻线与相邻下侧刻线之间的距离为0.5mm。在活动套筒左端的圆周边沿上，刻有50等分的刻度，是螺旋测微器的副尺。当活动套筒沿顺时针（或逆时针）方向转过一周（即转过50个分格）时，测量轴向左（或向右）移动0.5mm；当活动套筒旋转1个分格时，测量轴只移动0.5mm/50 = 0.01mm。这个数值也称为螺旋测微器的精密度。

当测量轴的左端与砧台相接触时，滑动套筒的边缘正好和固定套筒上主尺的零刻线重合，同时滑动套筒边沿上的零刻线也正好与固定套筒主尺上的横线相重合，如图1-4a所示，这就是零位置。当滑动套筒沿逆时针方向转动一周，测量轴就离开砧台0.5mm，在主尺上便露出了0.5mm的刻线；若再沿反时针方向转动一周，则在主尺上露出了1mm的刻线，此时与测量轴砧台之间的距离也为1mm，以此类推。在主尺上只能读出0.5mm整数倍的读数，不足0.5mm整数倍的部分要从副尺上读得。如图1-4b中，主尺上的读数介于5~5.5之间，主尺上只能读出5，主尺上横线所对的副尺上的刻度线介于38~39之间，根据基本测量中估读一位数字的原则，还可估读一位数字，如“5”，则副尺上的读数为38.5，则图1-4b所示待测量的长度为：

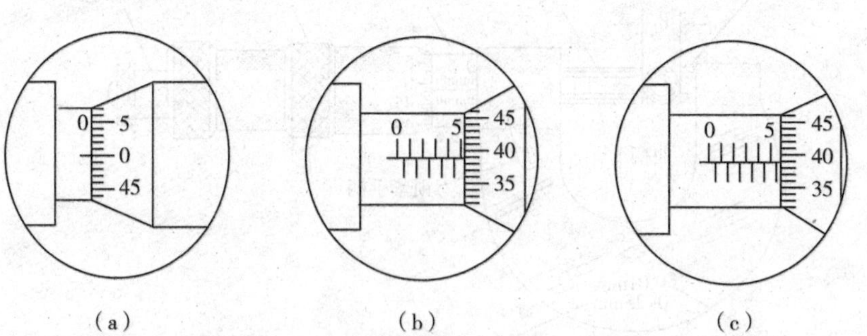

（a）
0.000

（b）
5.385

（c）
5.885

图1-4　读数举例

$$L=5\text{mm}+38.5\times0.01\text{mm}=5.385\text{mm}$$

↓

精密度

同理，图 1-4c 所示待测量的长度为：

$$L=5.5\text{mm}+38.5\times0.01\text{mm}=5.885\text{mm}$$

使用螺旋测微器时应注意以下三点：

1. 测量时，可先旋转活动套筒，当测量轴将要靠近被测物体时，一定要改用保护棘轮旋转，当听到“卡”的一声后，立即停止旋转。

2. 测量前要记下测微器的“零点读数”。如果零点读数恰好是零位，则零点读数为零。如果副尺上的零刻线在主尺横线的下方，则零点读数为负值，例如，主尺上的横线与副尺第 5 根刻线重合，零点读数为-0.050mm；反之，如果副尺上的零刻线在主尺横线的上方，则零点读数为正值，例如，主尺的横线与副尺第 45 根刻线（即零线下方第 5 根线）重合，零点读数为+0.050mm。实际物体长度的测量值应等于测微器测量物体长度时的读数与零点读数之和。

3. 测微器使用完毕，要在测量轴与砧台之间留一定的空隙，以防止由于热膨胀而损坏仪器。

三、读数显微镜

读数显微镜是将测微螺旋（或游标装置）和显微镜组合起来作为精确

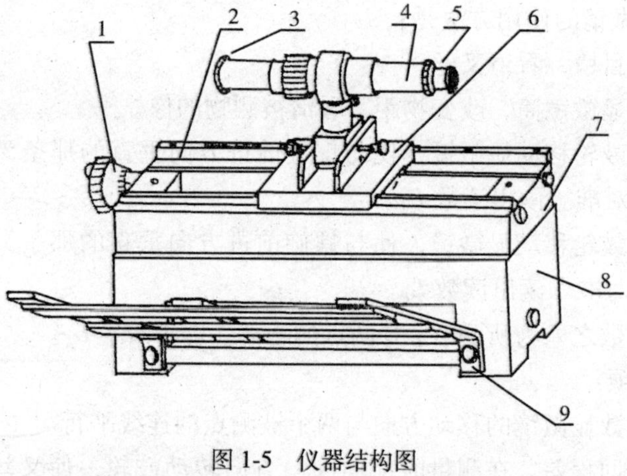

图 1-5 仪器结构图

1. 读数鼓轮 2. 刻尺 3. 物镜 4. 显微镜筒 5. 目镜
6. 溜板 7. 导轨座 8. 底座 9. 谱板架

测量长度的仪器，如图 1-5 所示。显微镜由目镜、叉丝（靠近目镜）和物镜组成。它的放大倍数约 20 倍左右。

在读数显微镜目镜的焦平面上装有一块固定的刻有从 0 到 8mm 的标尺（称上划板），标尺上每格的分划值为 1mm。另一块玻璃分划板上刻有互相垂直的叉丝（称为下划板）。图 1-6a 为两分划板的叠合图。下划板可以沿读数鼓轮的测微螺旋的轴心移动读数鼓轮，测微螺旋的螺距是 1mm，而不动的上划板的分划值也是 1mm，所以读数鼓轮转动一周，下划板就相对于上划板移动一格。这样就可以从上划板的标尺上读出毫米数的整数部分。读数鼓轮的圆周均分为 100 格，如图 1-6b 所示，因而读数鼓轮转动一格就是 0. 01mm。根据鼓轮转过的格数，可以读出毫米以下的小数部分。

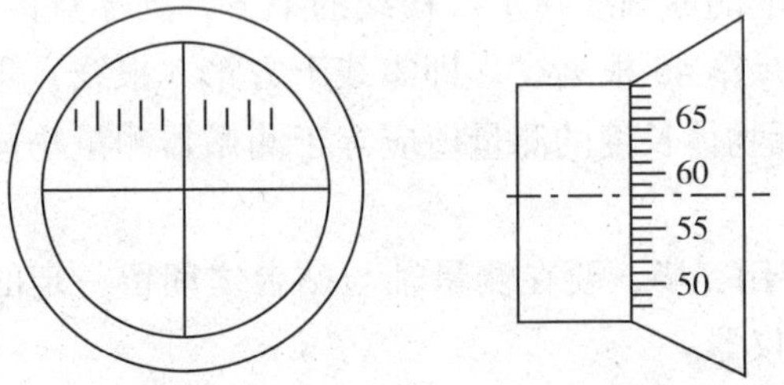

（a）　（b）

图 1-6　划板和读数鼓轮

读数显微镜的使用方法是：

1. 伸缩目镜，看清叉丝。

2. 调节显微镜筒，改变物距，看清被测物的像。

3. 转动鼓轮移动显微镜，使与螺旋前进方向垂直的那条叉丝与测量目标的位置 A 对准。读出读数 L_A。

4. 转动鼓轮移动显微镜，使与螺旋前进方向垂直的那条叉丝与测量目标的位置 B 对准。读出读数 L_B。

5. 两读数之差为所测 A、B 两点的距离。即 $L=L_B-L_A$。

注意事项：

1. 使读数显微镜的移动方向与两个被测点的连线平行。

2. 防止回程差。在测量时应向同一方向转动鼓轮，使叉丝和各目标对准。当移动叉丝超过目标而要退回时，就要多退回一些，再重新向同一方向转动鼓轮去对准目标。

3. 在进行线距测量时，线距的起、终线通过显微镜所成的像应置于瞄准显微镜中“米”字形分划板中双夹线的中心处，如图 1-7 所示。

4. 测量毛细管的直径时，调节显微镜筒寻找被测物像的过程中，显微镜筒只能向远离被测物的方向移动，以免物镜被毛细管碰坏。

5. 若测量物体高度，可将仪器竖直放置，以左端三个凸起脚钉为定位点，测量方法同上。

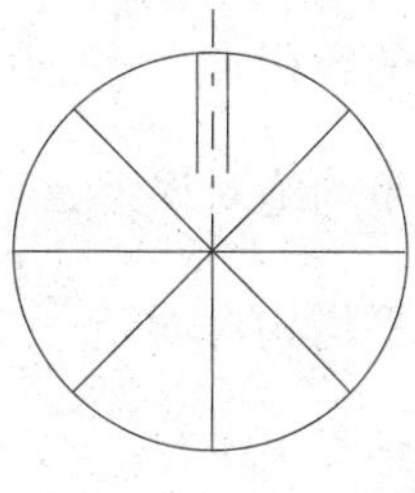

图 1-7　米字分划板

[实验步骤]

一、游标尺的使用

1. 先使游标尺的两测脚密切结合。测零点读数，若游标上的零刻线与主尺上的零刻线对齐，则零点读数为零。手握主尺，用拇指推动小轮（图 1-1 中的 J），使游标向右移到某一位置。当操作方法和使用方法都掌握了后再开始测量。

2. 用游标尺测量圆筒的内径、外径、深度和高度测量值填入表 1-1。注意每次测量要取不同的位置测三次。

表 1-1　游标尺测量圆筒

精密度______ mm

项目	测量值（mm）	平均值（mm）	绝对误差（mm）	平均绝对误差（mm）	测量结果（mm）
内径 d					
外径 D					
深度 h					
高度 H					

圆筒的容积 $V_1=\frac{1}{4}\pi d^2h=$

平均绝对误差 $\triangle V_1=$

平均相对误差 $\frac{\triangle V_1}{V_1}\times 100\%=$

测量结果 $V_1\pm\triangle V_1=$

圆筒外形所占的体积 $V_2=\frac{1}{4}\pi D^2H=$

平均绝对误差 $\triangle V_2=$

平均相对误差 $\frac{\triangle V_2}{V_2}\times 100\%=$

测量结果 $V_2\pm\triangle V_2=$

二、螺旋测微器的使用

1. 掌握测微器注意事项中的 1、2 两条。熟悉使用方法和读数方法后，再开始测量。

2. 记下零点读数，测量小钢球和金属丝的直径，每种测量都要在不同的位置上测三次。填入表 1-2。

表 1-2　螺旋测微器测直径

零点读数____ mm

项目	次数	读数（mm）	测量值（mm）（读数+零点读数）	平均值（mm）	绝对误差（mm）	平均绝对误差（mm）	测量结果（mm）
钢 珠 直径 D	1						
	2						
	3						
金属丝 直径 d	1						
	2						
	3						

钢珠的体积 $V=\frac{1}{6}\pi D^3=$

体积的绝对误差 $\triangle V=$

测量结果 $V\pm\triangle V=$

相对误差$\frac{\Delta V}{V}\times 100\%=$

金属丝的截面积$S=\frac{1}{4}\pi d^2=$

面积的绝对误差$\Delta S=$

测量结果$S\pm\Delta S=$

相对误差$\frac{\Delta S}{S}\times 100\%=$

三、读数显微镜的使用

1. 掌握读数显微镜的使用方法和注意事项。

2. 用读数显微镜测毛细管的直径。将读数显微镜对准毛细管，调节物距看清管口的像，测其直径。调转毛细管，对另一端进行同样的测量。每端各测三次。

3. 将测量结果填入表1-3。

表1-3 读数显微镜测毛细管直径

次数	测量值（mm）	平均值（mm）	绝对误差（mm）	平均绝对误差（mm）
1				
2				
3				
4				
5				
6				

测量结果：

平均相对误差：

［思考题］

1. 游标尺的精密度如何计算？用游标尺进行测量时，如何读数？
2. 螺旋测微器和读数显微镜的精密度如何确定？用它们进行测量时如何读数？
3. 用读数显微镜进行线距和毛细管的直径测量时，应注意什么？如何操作？

实验 2　用三线摆测量刚体的转动惯量

[实验目的]

1. 掌握三线摆测量物体转动惯量的原理及方法。
2. 研究刚体转动惯量与其质量分布的关系。

[仪器与器材]

三线摆、米尺、游标卡尺、天平、停表、待测样品 A（薄圆柱体）、样品 B（半径和质量与样品 A 相同的圆环）。

[实验原理]

三线摆如图 2-1 所示，由上、下两个圆盘，用三条金属线联结而成。圆盘系线的点是与圆心等距离的等边三角形的三个顶点。当三悬线等长，上、下盘都为水平时，下盘可绕中心线 O_1O_2 作扭摆转动。同时，下盘的质心 O_2 沿转轴升降。扭转周期与下盘的转动惯量有关。如果把待测物放在下盘上（放置要适当，使三线的张力相等），系统的扭转周期就要改变。

设悬线长为 l，上盘悬线距盘心为 r，下盘悬线距盘心为 R（图 2-2）。当下盘绕 O_1O_2 轴扭转一小角度 θ 时，线的系点 A 移到位置 A′，同时下盘升高 h。可以看出：

$$h=O_2O'_2=BC-BC'=\frac{BC^2-BC'^2}{BC+BC'}$$

因为 $$BC^2=AB^2-AC^2=l^2-(R-r)^2$$

$$BC'^2=A'B^2-A'C'^2=l^2-(R^2+r^2-2Rrcos\theta)$$

所以 $$h=\frac{2Rr(1-cos\theta)}{BC+BC'}=\frac{4Rrsin^2(\theta/2)}{BC+BC'}$$

当扭转角很小且悬线很长时，$BC+BC'\approx 2H$（H 为两盘间距离），而 $\sin\frac{\theta}{2}\approx\frac{\theta}{2}$

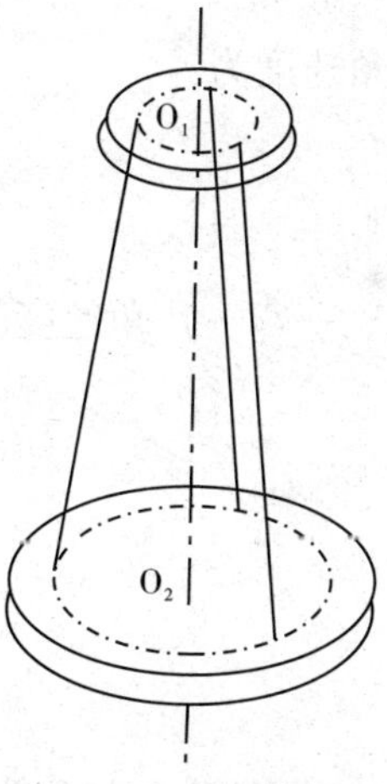

图 2-1　三线摆

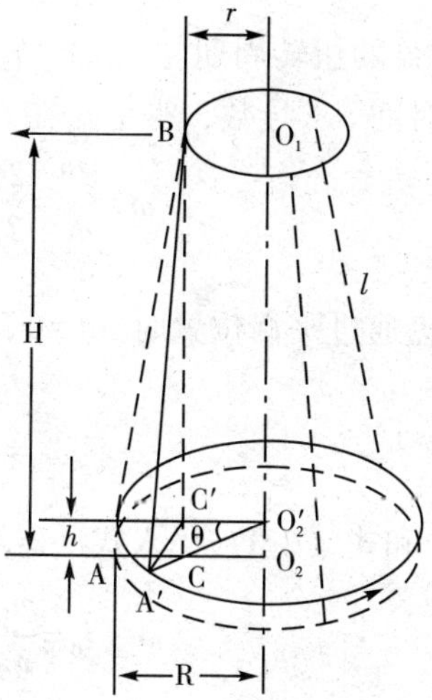

图 2-2　三线摆原理

于是有 $h=\dfrac{Rr\theta^2}{2H}$。当下盘扭转为最大角 θ_0 时，则下盘升高为：

$$h_0=\frac{Rr\theta_0^2}{2H} \tag{2-1}$$

此时动能为零，重力势能为：

$$E_p=m_0gh_0=m_0g\,\frac{Rr\theta_0^2}{2H}$$

式中 m_0 为下盘的质量。

当下盘通过平衡位置时，其转动动能（此时重力势能为零，平动动能远小于转动动能，可忽略）为：

$$E_k=\frac{1}{2}I_0\omega_0^2$$

式中 I_0 为下盘的转动惯量，ω_0 是下盘通过平衡位置时的角速度。

如果不考虑摩擦阻力，根据机械能守恒定律 $E_\mathrm{p}=E_\mathrm{k}$，则

$$m_0gh_0=\frac{1}{2}I_0\omega_0^2 \tag{2-2}$$

若扭转的角度足够小，下盘绕 O_1O_2 的扭转运动可看作简谐运动，则角位移 θ 和时间 t 的关系式可写成：

$$\theta=\theta_0 sin\,\frac{2\pi}{T_0}t$$

式中 T_0 为下盘的扭转周期。

上式对时间 t 求导数，得下盘在 t 时刻的角速度为：

$$\omega=\frac{d\theta}{dt}=\frac{2\pi}{T_0}\theta_0 cos\,\frac{2\pi}{T_0}t$$

于是可得下盘通过平衡位置时（$t=0$、$\frac{T_0}{2}$、T_0、$\frac{3}{2}T_0\cdots$）角速度的大小为：

$$\omega_0=\frac{2\pi\theta_0}{T_0} \tag{2-3}$$

把式（2-1）和式（2-3）代入式（2-2），得：

$$I_0=\frac{m_0gRr}{4\pi^2H}{T_0}^2 \tag{2-4}$$

实验时，测出 m_0、R、r、H 及 T_0，利用式（2-4）即可求出下圆盘的转动惯量 I_0。

若在下盘上放置另一质量为 m 的物体，则系统的转动惯量为：

$$I=\frac{(m_0+m)\ gRr}{4\pi^2H}T^2 \tag{2-5}$$

式中 T 为系统的扭转周期。

则待测物的转动惯量（对 O_1O_2 轴）为：

$$I'=I-I_0 \tag{2-6}$$

[实验步骤]

1. 测定仪器常数 m_0、R、r 及待测样品的质量和内、外径。

2. 用水准仪调节上、下圆盘成水平，用米尺测出两盘的间距 H。

3. 扭转上盘（为了避免下盘发生晃动，故不直接扭转下盘），通过悬线使下盘作扭转摆动，待摆动稳定时，用秒表测出它来回摆动 50 次所需要的总时间。重复三次，算出周期的平均值，按式（2-4）计算下圆盘的转动惯量 I_0。

4. 把样品 A、B 分别放在下盘上，并使它们的中心对准下盘中心，重复步骤 3，算出平均周期，再按式（2-5）和式（2-6）计算两样品的转动惯量 I'。

5. 根据公式计算转动惯量的理论值，与实验值比较，计算相对误差，并记录在表 2-1、2-2。

数据记录：

仪器常数：$R=$　　　$r=$

样品 A：直径 $d_A=$

样品 B：内径 $d_{内}$　　外径 $d_{外}=$

两盘间距 $H=$

表 2-1　三线摆的下盘和样品的转动惯量

项目 / 次序 / 物理量 / 数据	下盘			样品 A 与下盘中心重合			样品 B 与下盘中心重合		
	1	2	3	1	2	3	1	2	3
振动次数									
总时间 t（s）									
周期 T（s）									
平均周期 $\overline{T}$（s）									
系统 I（$kg \cdot m^2$）									

表 2-2　实验值与理论值的比较

项　目	质　量（kg）	I 理论值（$kg \cdot m^2$）	I 实验值（$kg \cdot m^2$）	相对误差
下圆盘				
样品 A				
样品 B				

[思考题]

1. 三线摆的扭转角为什么不能大（约 5°左右）？
2. 三线摆摆动时为什么不允许晃动，怎样扭转才可防止它晃动？
3. 放待测物时为什么要使三悬线张力相等？
4. 由实验结果可以看到，圆盘和圆环的质量相同，外径相等，但转动惯量却不同。试问为什么？
5. 现有两相同薄圆柱（直径小于圆盘半径 R），要测它们以自己任一母线为轴的转动惯量，试说明怎样测？

实验3　液体黏度的测定方法

[实验目的]

掌握测定液体黏度的方法——沉降法和毛细管法。

Ⅰ　沉　降　法

[仪器与器材]

玻璃圆筒、温度计、秒表、比重计、螺旋测微计（或读数显微镜）、游标卡尺、米尺、待测液体（蓖麻油、变压器油、甘油等）、小钢球等。

[实验原理]

根据斯托克斯定律：$f=6\pi\eta rv$，小球在液体中下降时，同时受到重力 G、浮力 F 和阻力 f 的作用，当

$$G>F+f$$

时，小球以变加速下降。由于阻力 f 与速度 v 成正比，速度增大，阻力也增大，当

$$G=F+f$$

时，小球保持匀速 v_m 下降。设小球半径为 r，密度为 ρ_0，液体密度为 ρ，则

$$\frac{4}{3}\pi r^3\rho_0 g=\frac{4}{3}\pi r^3\rho g+6\pi\eta rv_m$$

$$\eta=\frac{2(\rho_0-\rho)gr^2}{9v_m} \tag{3-1}$$

斯托克斯定律是假设小球在无限宽广的媒质中运动时得出的，因此由斯托克斯定律得出的公式（3-1）应用于有限媒质（圆筒中的液体），必然会产生偏差。理论指出，如小球沿圆筒中央轴线在液体中下降，式（3-1）应作如下修正：

$$\eta=\frac{2(\rho_0-\rho)gr^2}{9v_m\left(1+2.4\frac{r}{R}\right)\left(1+3.3\frac{r}{h}\right)}$$

$$= \frac{(\rho_0-\rho)\ gd^2}{18v_m\ (1+2.4\frac{d}{D})\ (1+3.3\frac{d}{2h})} \tag{3-2}$$

式中 D 为玻璃圆筒的内径，d 为小钢球的直径，h 为玻璃圆筒内待测液体的高度。

根据式（3-2），只要测出 v_m、D、d、h、ρ、ρ_0，即可求出该温度下液体的黏度 η。

[实验步骤]

1. 用米尺和温度计测出玻璃圆筒内待测液体的高度 h 和温度 T，并测出液体的密度 ρ。
2. 用游标卡尺测圆筒的内径 D，在不同的位置测三次，求其平均值。
3. 用螺旋测微器（或读数显微镜）测出各个小钢球的直径 d，逐一记下。
4. 将一小钢球从液面中心附近轻轻放下。观察小球的运动情况，估计（目测）小球在何处开始做匀速运动，记下该位置，待下次正式测量时从该处开始计时。（参阅补充说明。）
5. 用秒表测出小球开始做匀速运动处至某处所需的时间 t，量出两处间的距离 s，求出速度 v_m。用5个已测出直径的小钢球连续测5次，每次测量时都要注意液体的温度，并记录在表3-1。

数据记录：

圆筒内待测液体的高度 h=　　　　圆筒的内径 D=

待测液体的密度 ρ=　　　　小钢球的密度 ρ_0=

表3-1　沉降法测液体黏度

次数	钢球直径 d	运动路程 s	运动时间 t	速度 $v_m=\frac{s}{t}$	液体温度 T	黏度 η
1						
2						
3						
4						
5						

实验结果：

平均相对误差：

[补充说明]

当小钢球从液面无初速下落，小球要经过多长时间才开始做匀速运动？

小球从液面下降是做变加速运动。运动的微分方程式为：

$$G-F-6\pi\eta rv=m\frac{dv}{dt}$$

用分离变量法解此微分方程，利用初始条件 $t=0$ 时，$v=0$，可得：

$$v=v_m\left(1-e^{-\frac{t}{\tau}}\right) \tag{3-3}$$

式中 e 为自然对数的底数；$v_m=\dfrac{G-F}{6\pi\eta r}=\dfrac{2(\rho_0-\rho)gr^2}{9\eta}$，即公式（3-1）；时间常数 $\tau=\dfrac{m}{6\pi\eta r}=\dfrac{\frac{4}{3}\pi r^3\rho_0}{6\pi\eta r}=\dfrac{2r^2\rho_0}{9\eta}$。

对式（3-3）求导数，得：

$$a=\frac{dv}{dt}=\frac{v_m}{\tau}e^{-\frac{t}{\tau}} \tag{3-4}$$

由式（3-3）和式（3-4）可知，速度随时间 t 的增大而增大，而加速度却随时间 t 的增大而减小。当 $t\to\infty$ 时，$v=v_m=$ 恒量。这表明要经过无穷大时间，小球才开始做匀速运动（图 3-1）。然而实际上只要经过有限时间，即可认为做匀速运动。例如 $t=5\tau$ 时，则 $v=0.993v_m$，这时的速度已非常接近恒量 v_m 了。

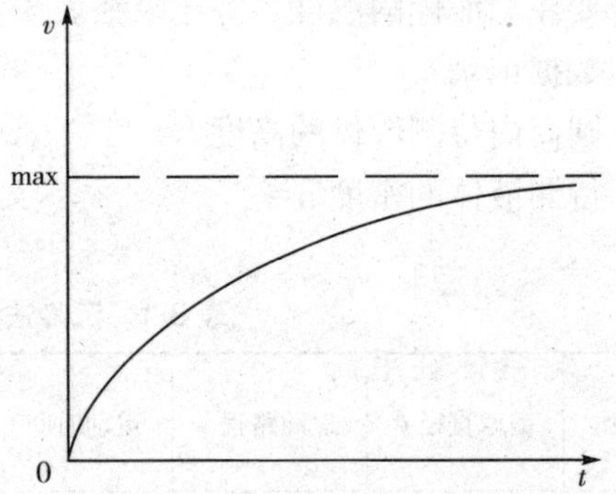

图 3-1　沉降速度与时间的关系

对于甘油和小钢球，取 $\eta=0.83\text{Pa}\cdot\text{s}$，$r=10^{-3}\text{m}$，$\rho_0=7.8\times10^3\text{kg/m}^3$，$\tau=\dfrac{2r^2\rho_0}{9\eta}=\dfrac{2\times(10^{-3})^2\times7.8\times10^3}{9\times0.83}\approx2\times10^{-3}\text{s}$

故 $t=5\tau=10^{-2}\text{s}$，可见这一时间是很短的。实验时可根据 $t\geqslant5\tau$ 来估计小球开始做匀速运动的位置。

[思考题]

1. 半径不同的两个钢球在液体中下降时，哪个钢球下降得较慢，为什么？
2. 为什么要把小钢球从液面中心放下？
3. 为什么测液体的黏度时要注意液体的温度？

Ⅱ 毛细管法

[仪器与器材]

奥氏黏度计、温度计、秒表、量杯、洗耳球、大烧杯、支架、比重计、蒸馏水、待测液体等。

[仪器描述]

仪器装置如图3-2所示，其中形状如U型玻璃管的称奥氏黏度计，它的一边管子较粗，另一边管子较细，细管中的L为一毛细管，B为一小球泡，球泡的上下有刻痕m、n。实验时将黏度计放入盛水的烧杯内，以保持测量时温度的恒定。温度可由插入烧杯内的温度计C读出。黏度计用附在支架S上的夹子K固定，使其保持垂直。

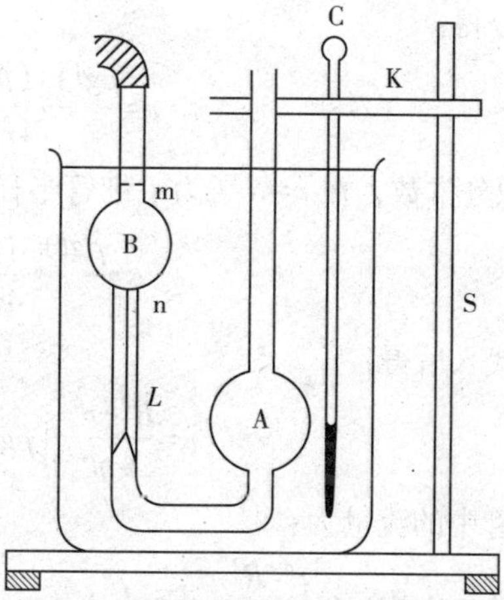

图3-2 毛细管测液体黏度的仪器装置

[实验原理]

实际液体在毛细管中作稳定流动时与管壁接触处的速度为零，越靠近管子中心，流速越大，或者说，从中心到管壁存在速度梯度$\frac{dv}{dr}$。可以想象管中的液体是由无数个半径不同的同轴圆柱形的薄层组成的。因各薄层的流速不同，于是相邻两层之间就有沿切向的相互作用力——内摩擦力，实验证明内摩擦力$f=-\eta\frac{dv}{dr}S$（S为圆柱形薄层的侧面积；这里有一负号，是因为$\frac{dv}{dr}$实为负值，表明f为正值）。

设在毛细管中取一半径为 r 的同轴圆柱液体（图 3-3），圆柱液体的侧面将受到邻近薄层的切向内摩擦力 $f=-\eta\frac{dv}{dr}2\pi rl$（方向向上），底面受到向上的压力 $p_3\pi r^2$，顶面受到向下的压力 $p_2\pi r^2$，重力 $G=\rho gl\pi r^2$，当各力平衡时有：

$$\rho gl\pi r^2+p_2\pi r^2-p_3\pi r^2-\left(-\eta\frac{dv}{dr}2\pi rl\right)=0$$

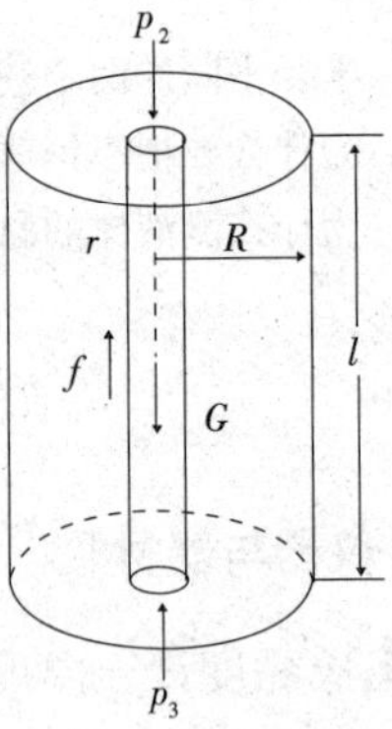

图 3-3　同轴圆柱液体

整理后得：

$$dv=-\frac{\rho gl+(p_2-p_3)}{2\eta l}rdr$$

经积分得：

$$v=\frac{\rho gl+(p_2-p_3)}{4\eta l}r^2+c$$

c 为积分常数，在 $r=R$（为毛细管半径）处，$v=0$，则

$$c=\frac{\rho gl+(p_2-p_3)}{4\eta l}R^2$$

将 c 代入后得：

$$v=\frac{R^2-r^2}{4\eta l}\left[\rho gl+(p_2-p_3)\right]$$

毛细管中的流量为：

$$Q=\int vdS=\int_0^R\frac{R^2-r^2}{4\eta l}\left[\rho gl+(p_2-p_3)\right]2\pi rdr=\frac{\pi R^4}{8\eta l}\left[(p_2-p_3)+\rho gl\right] \tag{3-5}$$

若毛细管水平放置，则只考虑水平方向的压力差和内摩擦力的平衡，因而流量变为：

$$Q=\frac{\pi R^4}{8\eta l}(p_2-p_3)$$

这就是泊肃叶定律。

在本实验中，设液体在黏度计中的瞬时位置如图 3-4 所示，应用不可压缩

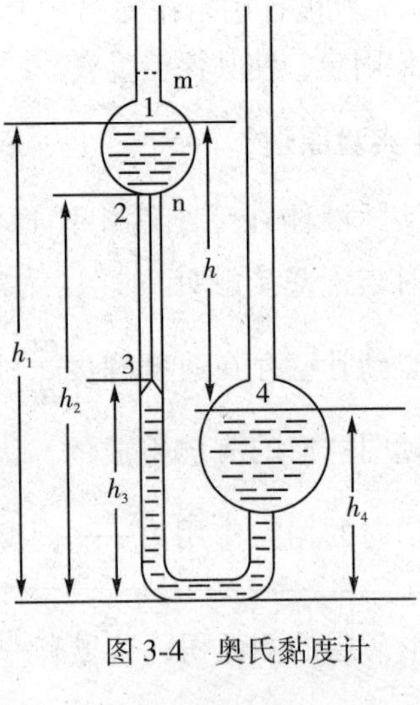

图 3-4　奥氏黏度计

的黏滞性流体作稳定流动的伯努利方程于 1、4 两点，得：

$$p_1+\rho gh_1+\frac{1}{2}\rho v_1^2=p_4+\rho gh_4+\frac{1}{2}\rho v_4^2+W_{14}$$

式中 W_{14} 表示单位体积流体从“1”处流到“4”处克服摩擦力所做的功，也就是因为有摩擦力而发生的能量损耗。因 $p_1=p_4=p_0$（大气压）；$W_{14}=W_{12}+W_{23}+W_{34}$。由于 W 与管的半径的四次方成反比（说明见附注），故 W_{12} 及 W_{34} 可略去。所以 $W_{14}\approx W_{23}$。又 $v_1\approx v_4$，因而得：

$$W_{23}=\rho g\ (h_1-h_4)\ =\rho gh \tag{3-6}$$

再将伯努利方程应用于图中的 2、3 两点，则有：

$$p_2+\rho gh_2+\frac{1}{2}\rho v_2^2=p_3+\rho gh_3+\frac{1}{2}\rho v_3^2+W_{23}$$

因 $v_2=v_3$（毛细管截面相同），则：

$$W_{23}=\ (p_2-p_3)\ +\rho g\ (h_2-h_3)\ =\ (p_2-p_3)\ +\rho gl \tag{3-7}$$

比较式 3-6、3-7 得：

$$(p_2-p_3)\ +\rho gl=\rho gh$$

将上式代入流量方程式 3-5，得：

$$Q=\frac{\pi R^4}{8\eta l}\rho gh \tag{3-8}$$

设在 t 时间内流出毛细管的液体体积为 V

则
$$dV=Qdt=\frac{\pi R^4}{8\eta l}\rho ghdt$$

或
$$\frac{dV}{h}=\frac{\pi R^4\rho g}{8\eta l}dt$$

由等号两边积分得：

$$\int_0^{v_0}\frac{dV}{h}=\frac{\pi R^4\rho g}{8\eta l}\int_{t_0}^{t}dt=\frac{\pi R^4\rho g}{8\eta l}(t-t_0)$$

$$=\frac{\pi R^4\rho g}{8\eta l}\Delta t \tag{3-9}$$

当左边液面在 m 处，时刻为 t_0，$V=0$；当液面下降到 n 处，时刻为 t，$V=V_0$（V_0 为 m、n 之间的容积，表示在 Δt 时间内有 V_0 体积的液体从毛细管流出）。变量 V 表示左边液面到上刻痕 m 处的瞬时容积，显然 V 的变化必然引起 h 的变化，即 h 是 V 的函数。

现将体积相同但性质不同的两种液体，先后注入黏度计中测出左边液面从 m 处下降到 n 处的时间分别为 Δt_1 和 Δt_2。由于体积相同、液体在黏度计中的起始位置相同、h 的变化相同，故式（3-9）的左边积分完全相等，则：

$$\int_0^{v_0} \frac{dV}{h} = \frac{\pi R^4 \rho_1 g}{8\eta_1 l}\Delta t_1 = \frac{\pi R^4 \rho_2 g}{8\eta_2 l}\Delta t_2$$

$$\frac{\rho_1}{\eta_1}\Delta t_1 = \frac{\rho_2}{\eta_2}\Delta t_2 \tag{3-10}$$

若已知一种液体的黏度 η_1，测出 ρ_1 和 ρ_2，则另一种液体的黏度 η_2 即可根据上式求出。

附注：由流量表达式 $Q=\frac{\pi R^4}{8\eta l}[(p_2-p_3)+\rho gl]=\frac{\pi R^4}{8\eta l}W_{23}$，可得 $W_{23}=\frac{8\eta l}{\pi R^4}Q$，在稳定流动中 Q 为恒量，故 W 与管的半径的四次方成反比。

[实验步骤]

1. 在大烧杯内注入一定的清水，作为恒温槽。
2. 用少量蒸馏水将黏度计内部冲洗干净。
3. 从粗管口注入 10~15ml（根据当时所用的黏度计的容量来决定）的蒸馏水。
4. 将黏度计竖直地固定在大烧杯水内，再将温度计插入杯内。
5. 将压瘪的洗耳球套在细管的管口上，利用洗耳球在恢复形变时所产生的负压使液面上升到 B 泡上端刻痕 m 以上，然后取下洗耳球，注意液面下降情况，当液面降到刻痕 m 时开始计时，至液面降到刻痕 n 时终止计时，记录液面从 m 处下降到 n 处所需时间 Δt。
6. 重复步骤 5，操作 5 次，并记录每次数据（表 3-2）。

表 3-2　毛细管法测液体的黏度

次数	标准液流经毛细管时间 Δt_1	待测液流经毛细管时间 Δt_2	$\eta_2=\frac{\rho_2\Delta t_2}{\rho_1\Delta t_1}\eta_1$
1			
2			
3			
4			
5			

7. 将黏度计中的蒸馏水倒掉，换上同体积、同温度的待测液体，重复步骤5、6，把每次的 Δt_2 记录下来。

8. 测出蒸馏水和待测液体的密度。

9. 查出蒸馏水在室温下的黏度 η_1，利用公式（3-10）算出待测液体在室温下的黏度 η_2。

10. 计算实验的绝对误差和相对误差。

数据记录：

环境温度 T=　　　　　　　　蒸馏水的密度 ρ_1=

待测液体的密度 ρ_2=　　　　　　　　蒸馏水的黏度 η_1=

实验结果：

平均相对误差

［补充说明］

另一种黏度计为乌氏黏度计，结构如图3-5所示。该黏度计由Ⅰ、Ⅱ、Ⅲ三根玻璃管组成，彼此相通，管Ⅱ中有长为 l 的毛细管、小球泡B及大球泡C，大球泡上下各有横刻痕 m、n。液体从管Ⅰ注入，用手指封闭管Ⅲ，再在管Ⅱ上端用洗耳球把液体吸进管Ⅱ，使液面上升至刻痕 m 以上。这时放开手指，因管Ⅲ与大气相通，液体在毛细管下端断开，在黏度计底部留有残液，并同时观察到液面缓慢下降。图中表示实验开始后液体在黏度计中的瞬时位置。原理与前面介绍的基本相同，应用

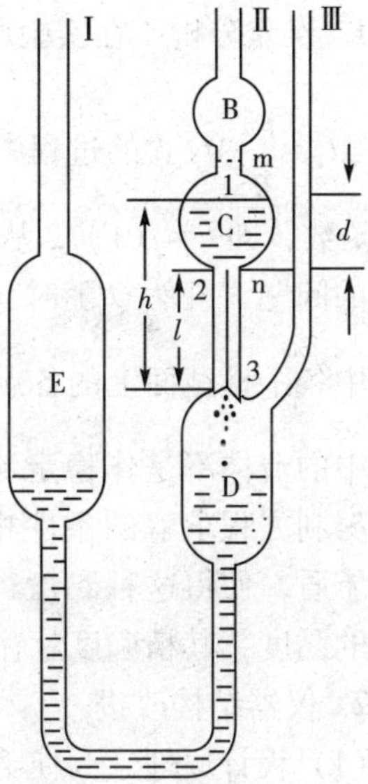

图3-5　乌氏黏度计

$$Q=\frac{\pi R^4}{8\eta l}\left[(p_2-p_3)+\rho g l\right]$$

由于管Ⅲ与大气相通，毛细管下端的压强 $P_3=P_0$（大气压）。忽略能量损耗及液面1与毛细管上端2液体下降速度的差异，则毛细管上端的压强 $P_2\approx P_0+\rho g d$。将 P_2、P_3 代入上式得：

$$Q=\frac{\pi R^4}{8\eta l}\left[(p_0+\rho g d-p_0)-\rho g l\right]=\frac{\pi R^4}{8\eta l}\rho g h$$

此式与前面从奥氏黏度计中导出的式（3-8）完全相同，h 也是体积 V 的函数，随着 V 的变化而变化。因此，通过同样的推导可以得到最后的公式(3-10)。

乌氏黏度计与奥氏黏度计不同之处在于乌氏黏度计的毛细管下端有玻璃管Ⅲ与大气相通，使其压强始终为大气压，只要测出液面从 m 刻痕下降到 n 刻痕所经过的时间 Δt，无论是标准液还是待测液，它们流经毛细管的体积总是相同的，h 的变化也是相同的。所以使用乌氏黏度计比奥氏黏度计要方便、准确，注入黏度计内的标准液和待测液不要求体积相同。

用乌氏黏度计测液体黏度的实验步骤与用奥氏黏度计的相同。

［误差分析与仪器改进］

1. 误差分析　在实验原理中，由式 $Q=\frac{\pi R^4}{8\eta l}\rho gh$ 导出式 $\int_0^{V_0}\frac{\mathrm{d}V}{h}=\frac{\pi R^4\rho g}{8\eta l}\Delta t$ 和 $\frac{\rho_1}{\eta_1}\Delta t_1=\frac{\rho_2}{\eta_2}\Delta t_2$ 式的过程中，利用体积 V 的变化必然引起 h 的变化，令 h 是 V 的函数，即 $h=f(V)$，从而得出 Q 随时间变化。这样就出现了另一个至关重要的问题，既然 Q 随时间变化，那么速度 v 也随时间而变化，这表明在毛细管中各个横截面上的各点的流速也随时间变化，即 $\frac{\mathrm{d}v}{\mathrm{d}t}\neq 0$，也就是说在毛细管中的流体不是作稳定流动。这与测量原理中假定流体作稳定流动，使用伯努利方程求解的条件相矛盾。由此可见，由于测量原理中公式的导出存在矛盾，使得这种黏度计产生了系统误差。因此，用这种黏度计来测量液体的黏度，其精确度就存在问题。

2. 仪器结构改进

(1) 设计原理　为使毛细管中各个横截面上各点的流速不随时间变化，确保毛细管中的流体作稳定流动，即 $\frac{\mathrm{d}v}{\mathrm{d}t}=0$。由式（3-5）可得，当毛细管水平放置时，则只考虑水平方向的压力差和内摩擦力的平衡，因而流量可用泊肃叶定律表示。若能保持毛细管两端的压强差恒定，即使得 $\frac{\mathrm{d}(p_2-p_3)}{\mathrm{d}t}=0$，则液体在毛细管中的流动可视为作稳定流动。

(2) 改进装置　按照上述设计原理和思路，下面介绍另一种测量液体黏度的实验装置，如图 3-6 所示。该实验装置主要由进液管 1、压强恒定器

2、压强计3、毛细管4和具有水平调器的底座5等组成。

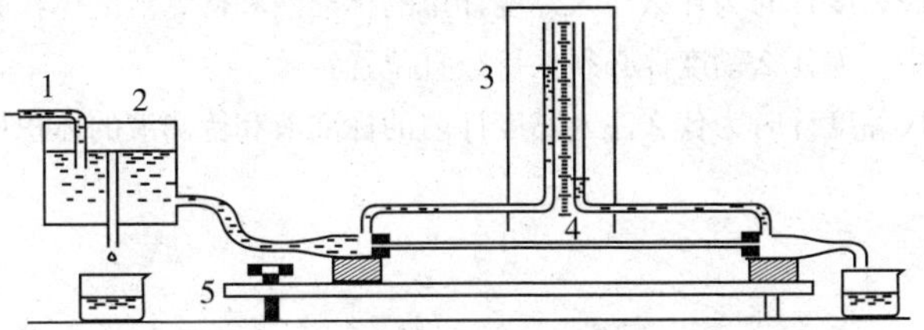

图 3-6 水平毛细管法测量液体黏度的实验装置

对图3-6中的水平毛细管两端应用泊肃叶定律，则有 $Q=\dfrac{\pi R^4}{8\eta l}\Delta p$ ，式中 Δp 为毛细管两端的压强差。但是由于这里忽略了流体在毛细管中的动能也是由压强差的作用才获得的，因此克服黏滞阻力的有效压强差比毛细管两端的压强差 Δp 要小，可以从理论上证明，其有效压强 $\Delta p'$ 与实际压强之间的关系为

$$\Delta p' = \Delta p - \frac{\rho V^2}{\pi R^4 t^2}$$

代入泊肃叶定律得

$$Q = \frac{\pi R^4}{8\eta l}\left(\Delta p - \frac{\rho V^2}{\pi R^4 t^2}\right) \tag{3-11}$$

为了符合实验装置的实际情况，因多次测量时不可能使各次的流出时间 t 相同，则各次的体积 V 也不相同，但各次的单位时间流出的液体的体积 $\dfrac{V}{t}$ 是相同的，实验中考虑到液体的体积不易测准，改测量单位时间流出液体的质量流量 $Q'=\dfrac{\rho V}{t}$ ，则 $\dfrac{Q'}{\rho}=\dfrac{V}{t}$ 。则式（3-11）可改写为

$$\eta = \frac{\rho\pi R^4}{8lQ'}\left(\rho g\Delta h - \frac{Q'^2}{\rho\pi R^4}\right) \tag{3-12}$$

式（3-12）中毛细管两端的高度差 Δh 可从压强计上直接读出，若测出单位时间流出液体的质量流量 Q' 和毛细管的半径 R（或已知），就可以用式（3-12）计算出液体的黏度 η 。

[思考题]

1. 使用奥氏黏度计时为什么注入黏度计里的标准液和待测液的体积必须相同?
2. 在实验中，为什么黏度计必须保持竖直位置?
3. 使用乌氏黏度计时为什么注入黏度计内的标准液和待测液的体积可以不等?

实验4　用双管补偿法测定液体表面张力系数

[实验目的]

掌握一种用毛细管测定液体表面张力系数的准确方法——“双管补偿法”。

[仪器与器材]

毛细管两根（内直径不同）、毛细管支架、烧杯、待测液（蒸馏水）、温度计、读数显微镜、测高仪（读数显微镜或毫米刻度尺）等。

[实验原理]

在液面上设想有一线段MN，长度为L，如图4-1所示，则在此线段两边的液面都有沿着液面而垂直于线段的力作用于对方，这个力就是液体表面所具有的张力称之为表面张力。表面张力f的大小正比于线段MN的长度L，即$f=aL$。式中比例系数$a=\frac{f}{L}$叫做该液体的表面张力系数，在数值上，表面张力系数等于沿液体表面垂直作用于单位长度线段上的张力，它的单位为牛顿/米（N/m）。液体表面的性质和张紧的弹性薄膜相似。当液面为曲面时，由于它有变平的趋势，所以弯曲的液面产生一个附加压强，对下层的液体施以压力，当液面呈凸面时，此压力为正，当液面呈凹面时，此压力为负。竖直插入水中的毛细管，由于管内的液面是凹面，所以它对下层的液体施以负压，这时，液体不能平衡，液体将从管外流向管内，使管中液面升高，直至B点和C点的压强相等为止，如图4-2所示。

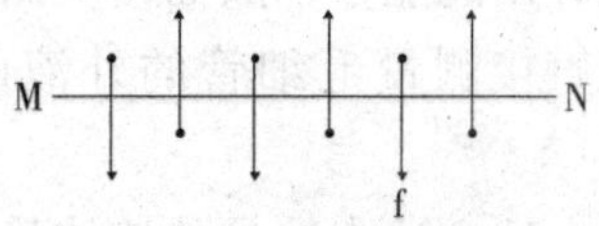

图4-1　表面张力

一、误差分析

传统方法中，是先测量毛细管的内半径R，再测出液体在竖直毛细管中自然上升的高度H，利用公式$a=\frac{1}{2}\rho gHR/\cos\theta$计算液体表面张力系数$a$。若

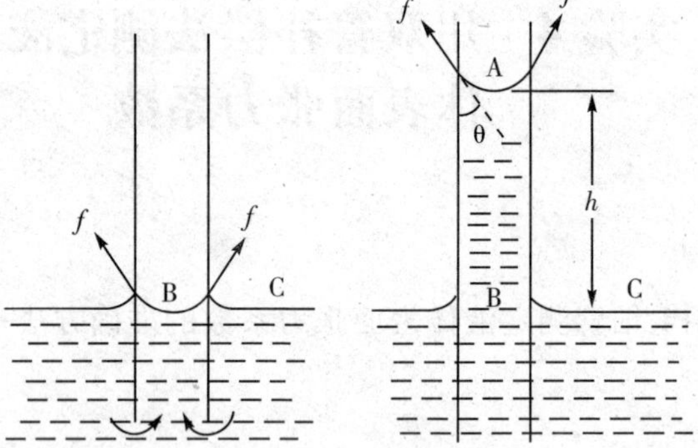

（a）　　　　（b）

图 4-2　用毛细管测液体表面张力

考虑凹月面最低点以上那部分液体的重量，则用修正公式 $a=\frac{1}{2}\rho gR$（H+R/3）/cosθ 计算 a 值。用该方法所测的高度 H，一方面由于不能完全反映表面能释出的能量，故而使实测的 a 值较标准值总是偏小；另一方面用读数显微镜直接测量毛细管的外液面位置不易测准，也是造成实验误差的原因之一。

上述方法中，是从流体静力学中压强平衡的观点出发，推导 a 的计算公式。它只考虑压强到平衡时的情况，而没有考虑压强在达到平衡过程中，液面从 $H=0$ 处上升到高度为 H 处的整个过程中能量的变化。若把毛细管中正在上升的液体看成是实际流体作分层近似稳定的流动，在上升过程中，由于层间摩擦，必然消耗一定的能量。管径较小时，速度梯度$\frac{dv}{dr}$很大，克服内摩擦所消耗的能量 ΔE_1 就相当可观。取毛细管内某一段液柱中距离管轴为 r 处的薄层，厚度为 dr，柱高为任一值 h（$h<H$）。则内层液体作用于该薄层的内摩擦力 $f=\eta\frac{dv}{dr}S$（式中 η 为黏滞系数），该圆筒液层侧面积为 $S=2\pi rh$，那么：

$$f=2\pi rh\eta\frac{dv}{dr} \tag{4-1}$$

外层液体作用于该层的力为 $f'=f+df$ 其方向与 f 相反，将内、外层的两个力之和得：

$$f+(-f')=-df$$

由式（4-1）得：

$$df=2\pi h\eta\cdot d\left(r\frac{dv}{dr}\right) \tag{4-2}$$

因随着上升速度的增加，内摩擦也增加，但很快达到平衡。为简化计算，把液柱起动过程及制动过程中的加速运动等效为一匀速运动，这时，液柱的重量加上内摩擦力应与压强差产生的推力相等。设 P_A 为液柱下端压强，P_B 为液柱上端压强，则有：

$$2\pi rdr\cdot(P_A-P_B)=2\pi\eta h\cdot d\left(r\frac{dv}{dr}\right)+2\pi\rho ghr\cdot dr$$

$$(P_A-P_B-\rho gh)\ r\cdot dr=\eta h\cdot d\left(r\frac{dv}{dr}\right)$$

积分得：

$$(P_A-P_B-\rho gh)\ r^2/(2\eta h)=r\frac{dv}{dr}+C$$

在管轴 $r=0$ 处，v 取最大值，$\frac{dv}{dr}=0$，故 $C=0$，所以：

$$\frac{dv}{dr}=(P_A-P_B-\rho gh)\ r/(2\eta h)$$

代入式（4-2）式得：

$$df=2\pi r\ (P_A-P_B-\rho gh)\ dr$$

h 处的总阻力为：

$$F=\int_0^R df=\pi R^2(P_A-P_B-\rho gh)$$

当液面从 $H=0$ 处上升到 H 处时，则：

$$\Delta E_1=\int_0^H Fdh=\pi R^2(P_A-P_BH-\pi R^2\rho gH^2/2)$$

若液柱在上升过程中，凹月面保持不变，当液柱上升到高 H 时，式中 P_A-P_B 等于 $H=0$ 处的压强 P_0 和高度 H 处的压强 P_H 之差，而 P_0-P_H 的大小又等于附加压强 P_S，那么 $P_A-P_B=P_0-P_H=(2acos\theta)/R$，所以：

$$\Delta E_1=2\pi aRcos\theta-\frac{1}{2}\pi R^2\rho gH^2$$

等式右边第一项正是系统释放的能量 ΔE，第二项为重力势能 ΔE_2，则上式改写为 $\Delta E=\Delta E_1+\Delta E_2$。

由此可见，系统由表面能释出的能量 ΔE 等于液柱上升过程中克服内摩擦所消耗的能量 ΔE_1 与系统增加的重力势能 ΔE_2 之和，换句话说，如果没有内摩擦存在，液柱上升得要更高一些，设这一高度为 H'，而这部分高度也应该转化为势压强 $\rho gH'$，但实验中并没有转化为势压强。因此，对于实际流体就应该有公式 $a=\frac{1}{2}\rho gR\ (H+H')\ /\cos\theta$ 或修正公式 $a=\frac{1}{2}\rho gR\ (H+H'+\frac{R}{3}/\cos\theta)$，而上述传统测量方法中只能测得 H 值，却测不到 $(H+H')$ 的值。

二、测量方法

为了测得 $(H+H')$ 的值，是通过人为上提毛细管，对毛细管做功来补偿克服内摩擦而消耗的能量。具体操作是把一根毛细管竖直插入被测液体内，并要有足够的深度，此时管内液面自然上升。当到液面停止上升时，再缓慢竖直上提毛细管，在上提过程中仔细观察管内液面，等管内液面下降后，停止上提。当管内液面自然下降到某一确定高度，就会不再下降，此时所测的高度就是 $(H+H')$。这是由于在上述过程中，液体流动消耗的能量是由势压强的减少来补偿的，此势压强又是从人力做功而来，故称之为“补偿”法。

实验中测量高度时，由于管外液面的位置用读数显微镜较难测准，对高度的测量值影响较大，本实验采用双管补偿法进行测量，较好地消除了这一误差。实验时将两根内径不同（有明显液柱高度差为准）的毛细管并排插入被测液体，用上述补偿法确定两管液柱上升的位置，再测两毛细管中液柱凹月面最低点的高度差 ΔH，由于对第一根毛细管有：

$$a=\frac{1}{2}\rho gR_1\ (H_1+H'_1+\frac{R_1}{3})\ /cos\theta_1 \tag{4-3}$$

对第二根毛细管也有：

$$a=\frac{1}{2}\rho gR_2\ (H_2+H'_2+\frac{R_2}{3})\ /cos\theta_2 \tag{4-4}$$

由（4-3）式和（4-4）式可得：

$$a=\frac{1}{2}\ (\Delta H+\frac{R_1-R_2}{3})\ (\rho gR_1R_2)\ /(R_2cos\theta_1-R_1cos\theta_2) \tag{4-5}$$

[式中 $\Delta H=(H_1+H'_1)-(H_2+H'_2)$]，当被测液体为蒸馏水时，由于玻璃与水之间几乎完全浸润，接触角 θ_1 和 θ_2 均可近似为 0，则（4-5）式改

写为：

$$a=\frac{1}{2}\left(\Delta H+\frac{R_1-R_2}{3}\right)(\rho g R_1 R_2)/(R_2-R_1) \tag{4-6}$$

或

$$a=\frac{1}{8}\rho g D_1 D_2\left(\frac{2\Delta H}{D_2-D_1}-\frac{1}{3}\right) \tag{4-7}$$

将测得的液柱高度差 ΔH 和两根毛细管的内半径 R_1、R_2 或直径 D_1、D_2 代入（4-6）式或（4-7）式，就可求出蒸馏水的 a 值。

[实验步骤]

1. 将浸在洗涤液中的毛细管取出两根（内径不同），用蒸馏水充分冲洗后备用。用酒精擦拭烧杯，再用蒸馏水冲洗后备用。

2. 将两根内径不同的毛细管并排竖直插入盛有蒸馏水的烧杯内，并要有足够的深度，此时管内液面自然上升。

3. 当液面停止上升时，再缓慢竖直上提两根毛细管，在上提过程中仔细观察两管内液面的变化情况，至两管内液凹月面都下降后，则停止上提。

4. 等待（约 1~2 分钟）两管内液面自然下降到一确定高度，就不再下降。此时，用测高仪（读数显微镜或毫米刻度尺）测量两管内液面的最低点的高度差 ΔH。

重复实验步骤 2 至 4 步，共测量 5 次，求出 ΔH 的平均值。

5. 用读数显微镜分别测出两根（不同内径）毛细管的内径。将读数显微镜对准毛细管，调节物距看清管口的像后，测出毛细管内径。将毛细管旋转 90 度再测内径。掉转毛细管，对另一端进行同样的测量。最后求出两毛细管内半径的平均值。（后测毛细管的内径，是为了保证测高度时毛细管的清洁。）

6. 记录水温 t℃，将测得 R_1、R_2 和 ΔH 代入式（4-6）或式（4-7），计算出水的表面张力系数 a，并与公认值（附表 5）比较，计算误差。

附注：传统实验中，将毛细管竖直插入水中，管中的水沿毛细管上升，因为毛细管很细，所以管内水面可近似地看成球面的一部分，如图 4-3 所示。毛细管半径 r 与球面曲率半径 R 间有下列关系：

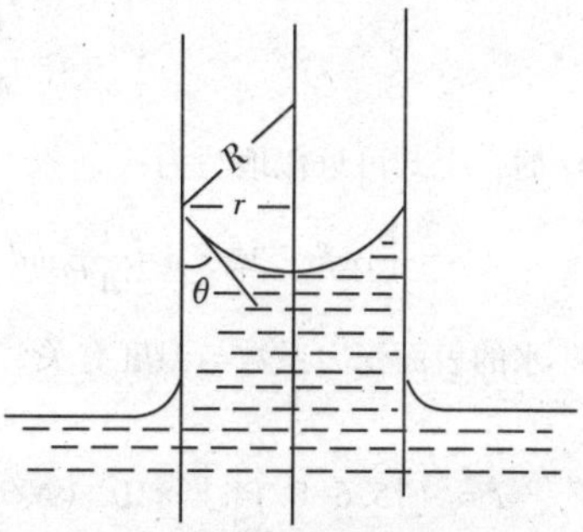

图 4-3　毛细管半径与球面曲率半径的关系

$$R\cos\theta=r \tag{4-8}$$

式中 θ 为接触角。

可以证明，球形水面的附加压强 P_S 与水的表面张力系数 a、球形水面半径 R 有如下关系

$$P_S=\frac{2a}{R} \tag{4-9}$$

设水的密度为 ρ，水沿毛细管上升的高度为 h，则有

$$P_S=\rho gh \tag{4-10}$$

因为 $P_S=\frac{2a}{R}=\frac{2a}{r}\cos\theta$，所以

$$a=\frac{\rho ghr}{2\cos x\theta} \tag{4-11}$$

当液体对管壁完全浸润时，$\theta=0$，则

$$a=\frac{\rho ghr}{2} \tag{4-12}$$

实验中，已知水的密度 ρ、重力加速度 g；测定毛细管半径 r，以及水面上升高度 h 后，就可以计算出水的表面张力系数 a。

2. 纯净水和清洁的玻璃间触角 θ 近似为零。

3. h 是 A、C 之间的高度差，而在此高度以上，在凹面周围还有少量的水，当毛细管很细时，管中凹面呈半球形，在凹面周围的水的体积可近似地等于 $(\pi r^2)\ r-\frac{1}{2}\left(\frac{4}{3}\pi r^3\right)=\frac{r}{3}\pi r^2$，即等于 $\frac{r}{3}$ 高的水柱的体积。因此，上述讨论中的 h 值应增加 $\frac{r}{3}$ 的修正值，于是：

$$a=\frac{\rho gr}{2}\left(h+\frac{r}{3}\right) \tag{4-13}$$

当用毛细管的内直径 d 表示时，则有：

$$a=\frac{1}{4}d\rho g\left(h+\frac{d}{6}\right) \tag{4-14}$$

当 $h \geqslant r$ 时，上式可近似地写为：

$$a=\frac{1}{2}\rho ghr \quad 或 \quad a=\frac{1}{4}\rho ghd \tag{4-15}$$

4. 水的表面张力系数与温度有关，有下面经验公式：

$$a_t=(75.6-0.14t)\times10^3\ (N/m)$$

式中 a_t 为温度 t（℃）时的表面张力系数。

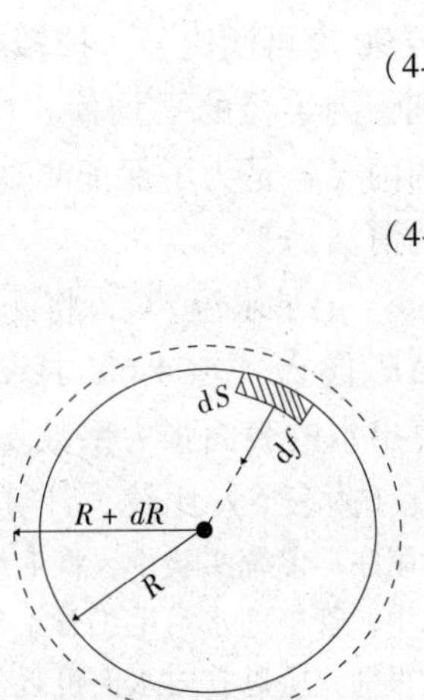

图 4-4　球形液滴

5. 附加压强公式 $P_S=\frac{2a}{R}$ 的推导。图 4-4 表示半

径为 R 的球形液滴，由于附加压强的存在，液滴表面的每一个面积元 dS 上都受有指向中心的力 df=P_SdS 的作用。现在设想液滴半径由 R 增大至 R+dR（dR 为无限小的增量），则必须反抗 df 做功。对整个球面而言，做功

$$A = \int df dR = \int P_S dS dR = P_S dR \int dS = P_S S dR$$

式中，S 为整个球面的面积，其值为 $4\pi R^2$。设液体的表面张力系数为 a，则增加表面面积所增加的表面势能

$$dE_P = a dS$$

其中　　$S = 4\pi R^2$，$dS = 8\pi R dR$

所以　　$dE_P = 8\pi a R dR$

根据功能原理，得

$$4\pi R^2 P_S dR = 8\pi a R dR$$

所以　　$P_S = \dfrac{2a}{R}$

[思考题]

1. 为什么实验过程中要保持水、器皿、毛细管洁净？
2. 怎样测定毛细管内径？为什么在某方向测定毛细管的内径之后还要将它旋转 90°再测？
3. 实验时毛细管如与水面不垂直，对测量 h 有否影响？
4. 毛细管竖直放置在水中，如果毛细管在水面以上的高度小于水在毛细管中可能上升的高度时，水是否将源源不断地流出毛细管？
5. 分析“双管补偿法”中引起的误差的原因？
6. 试述两毛细管内径差值的大小对“双管补偿法”的影响？

实验 5　用电流场模拟静电场

［实验目的］

1. 了解用稳恒电流场模拟静电场的原理；熟悉电力线与等位线的关系。
2. 了解静电场模拟描迹仪或静电场等位仪的工作原理、结构及使用方法。

［实验原理］

静电场是用空间各点的电场强度和电势来描述的。为了形象地描述静电场，我们常引入电力线和等位面。电力线与等位面处处垂直，且从高电位指向低电位。

在实际工作中，常会遇到各种各样的静电场，由于复杂静电场的计算比较困难，一般采用模拟的方法来确定。

下面我们以同心圆环形电极间的电流场与同轴带电圆柱面间的静电场的相似性来说明模拟法的原理。

如图 5-1 所示，在两个同心的金属圆环电极之间填入一层薄薄的均匀导电介质（介质的电导率比金属小得多），当两极板之间加上稳定的直流电压时，在导电介质中就建立起了稳定的电流场，并有直流电通过。

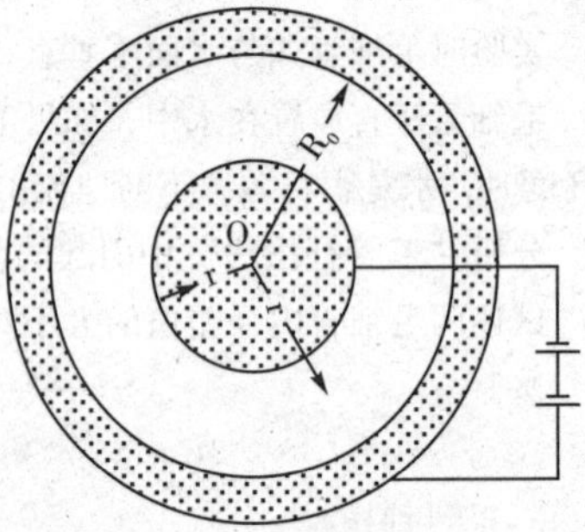

图 5-1　同心圆环形电极

设导电介质的厚度为 L，流过电介质的电流强度为 I，则根据电流密度的定义，并考虑到同心圆环的对称性，可求出距圆心为 r 处 P 点的电流密度为：

$$j=\frac{I}{S}=\frac{I}{2\pi rL}$$

根据微分形式的欧姆定律，P 点处场强的大小为：

$$E=\frac{j}{\sigma}=\rho j=\frac{\rho I}{2\pi rL}=K\frac{1}{r} \tag{5-1}$$

其中，$K=\dfrac{\rho I}{2\pi L}$，σ、ρ 分别为导电介质的电导率和电阻率。

现在我们再来考虑两个带异号电荷的无限长同轴圆柱面间的静电场。同轴圆柱面的截面与同心圆环相似。根据高斯定理容易算出两圆柱面间距轴线为 r 的某点处的电场强度为

$$E=\frac{\lambda}{2\pi\varepsilon r}=K'\frac{1}{r} \tag{5-2}$$

其中，$K'=\dfrac{\lambda}{2\pi\varepsilon}$，ε 为两圆柱面间的导电介质的介电常数，λ 为圆柱面上的线电荷密度。

从式（5-1）、（5-2）可以看出，同轴带电圆柱面间产生的静电场与同心圆环电极间产生的电流场很相似。一般说来，由于电流场比静电场容易测量，所以测定带电体的静电场，有时常采用形状相似的电极的电流场模拟。

本实验就是根据上述原理，以电流场模拟静电场，用伏特计测出电流场中各点的电位，把电位相同的点用光滑的曲线联起来就是等位线，再根据等位线与电力线的关系可画出电力线，形象地描绘出了相应的静电场。

Ⅰ 用静电场模拟描迹仪测量

[仪器与器材]

QE-1 型静电场模拟描迹仪、坐标纸、导线等。

[仪器描述]

QE-1 型静电场模拟描迹仪由两大部分组成：

一、电源部分

如图 5-2 所示，它由一个稳压电源和一个电压表组成。输出端可提供 0~20V 的稳定电压，由“电压选择”旋钮控制。输入端接上待测电压后，表头指针偏转，从电压表上可读出测得的电压值。

二、电极架部分

它由下列三部分组成：

1. 基座　分上下两层，上层供夹坐标纸用，下层供插电极板用。

2. 活动电极板　有点电极、同轴电极、平行板电极等 5 种电极板，可供模拟描绘若干种不同带电体的静电场。

3. 探针座　装有上下两根同样长短的平行探针臂。上探针较尖，可供在坐标纸上打孔用，下控针较圆滑，可在电极板上移动，供测量等位线时用。

［实验步骤］

1. 按图 5-3 所示接好线路（输入和输出的负极已在机内接好），装好电极板和坐标纸。将“电压选择”打到 20V，接通电源。

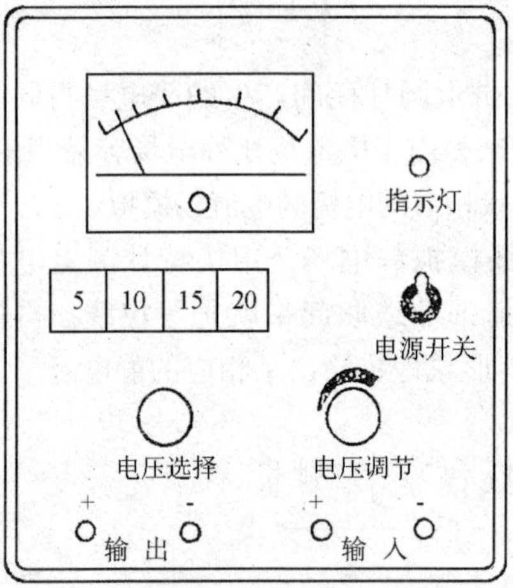

图 5-2　静电场模拟描迹仪的电源面板

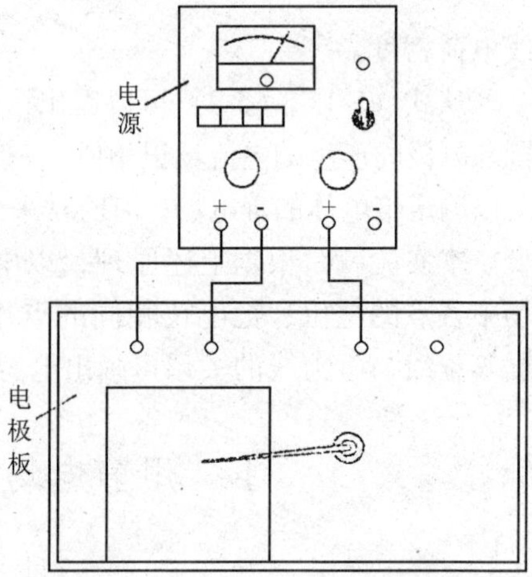

图 5-3　静电场模拟描迹仪的线路连接

2. 把下探针分别放到电极板的负极和正极上，调节“电压调节”，使电压表指针分别指在最小和最大刻度处。（以后，“电压调节”旋钮就不能再旋转。）

3. 使下探针在两电极间的导电纸上慢慢移动，当表头读数为 2V 时，用上探针在坐标纸上打出一个孔。移动下探针找到另一个 2V 的点，再打一个孔。如此打出若干个电位为 2V 的点，标上记号。

4. 重复步骤 3，依此测出电位为 4V、6V、8V……的等电位点，并标记。

5. 取下坐标纸，把每组等电位点用一条光滑的曲线联起来，即为等位线。再根据电力线与等位线的关系画出电力线。

6. 换上另一电极板，重复实验步骤 3、4、5。

7. 关闭电源，拆除并整理好实验仪器。

[思考题]

1. 为什么可用稳恒电流场模拟静电场?

2. 电力线与等位线的关系是怎样的?

3. 为何在实验步骤 2 后，“电压调节”旋钮不可再调动?

4. 若实验中电源电压改为 10V，所测得的等位线、电力线的形状是否会变化? 电场强度和电位分布情况是否会变化?

5. 你的实验结果与预期的结果一致吗? 如不一致，请找出原因。

Ⅱ　用静电场等位仪测量

[仪器与器材]

静电场等位仪、电极、实验盘、检流计（直流指零器）、导线等。

[仪器描述]

1. 静电场等位仪的结构如图 5-4 所示。

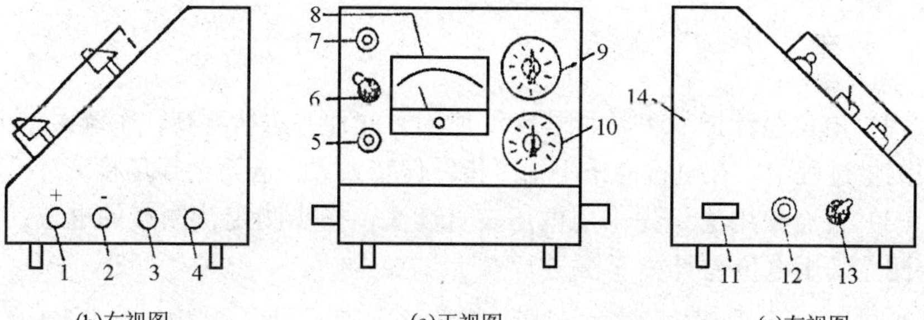

图 5-4　静电场等位仪

1. 电源“+”极接线柱；2. 电源“-”极接线柱；3. 测试表棒接线柱；4. 导电纸接地端接线柱；5. 火花记录用按钮；6. 220V 电源开关；7. 电源指示灯；8. 10V 直流电压表；9. 伏特数选择旋钮；10. 0.1 伏特数选择旋钮；11. 220V 交流电源插座；12. 电源保险丝座；13. 外接直流指零器插孔；14. 有机机壳

2. 装置中的试验盘由环氧绝缘板制成，导电纸是涂有均匀石墨薄层的纸，其导电率远小于铜电极。将铜电极紧压在导电纸上，使之接触良好，于两电极间加上电压，则两极间形成模拟静电场。电极间具有相同电位的点用曲线板连接成光滑曲线，就是等位线。

3. 测量极间各点电压的方法：

（1）电压表直读法　如图 5-5a 所示，可以从电压表上直接读数。此法比较方便，但由于在测量时有部分电流流向电压表，给实验带来一定的系统误差。

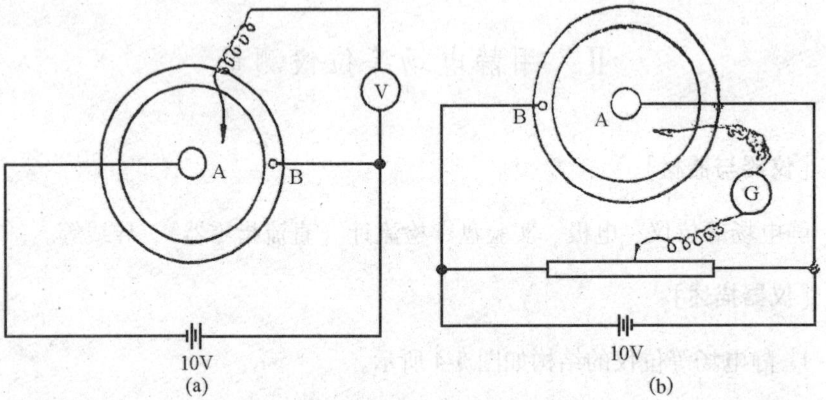

图 5-5　静电场等位仪的线路连接

（2）电位差计指零法　如图 5-5b 所示，此种方法精度高，系统误差小，但在测量过程中，在电桥尚未平衡时指针偏转太大，甚至会损坏检流计 G。

（3）混合使用法　先采用电压表直读法，初步测定待测点的电位，再在待测点采用电位差计指零法进行精确定位。

4. 火花记录部分（图 5-6）包括 270V 交流电压和火花记录按钮 K_K。当按下 K_K 时，K_P 即断开，270V 交流电压加在 AC 之间，垂直提起表棒，在棒尖刚脱离导电纸面时，发生电火花，将导电纸的触点处烧成焦斑。该焦斑即为测量记录点。

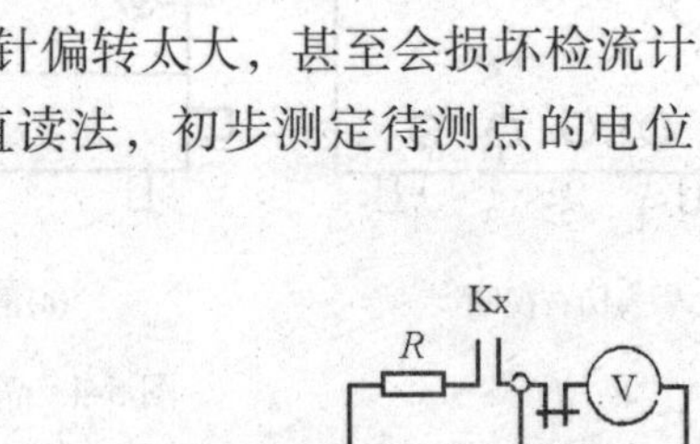

图 5-6　火花记录部分

[实验步骤]

1. 取下试验盘上的两个电极(即螺丝口铝圈和中心螺丝)。按试验盘内大小裁好导电纸，并将导电纸的导电面向上装入盘中，再装上两电极，压紧导电纸。

2. 将等位仪10V稳恒输出端“+”接铝圈，“-”接中心螺丝，然后再将表棒插入等位仪测试端。

3. 经指导教师检查无误后接上电源，开始实验。先采用电压表直读法进行测量。右手持测试棒逐点接触盘中导电纸，观察电压表读数，大体了解电位分布情况。然后着手测定某电位值的各等位点并做上记号，等位点的数量不宜太多，只要满足绘制等位线需要即可。改变电压表读数（如6.5V、7V、7.5V、8V等）对应每一电位值找出若干等位点，并做上记号。

4. 将检流计接入等位仪的外接直流指零器插孔，采用电位差计指零法对上述各点精确定位。以“7.5V”测试点的精确定位为例。首先将0~10V的分压器旋钮指向7，再将0~1.0V分压器旋钮指向0.5，这时测试表棒的电压为7.5V。然后将表棒垂直触及“7.5V”测试点，若检流计偏转，则说明该点的电压值不准确，就要在该点附近找出检流计不偏转的点，这点就是7.5V的精确定位点，做上记号准备火花记录。

5. 拆去检流计，对精确定位的各点进行火花记录。记录时，将右手持表棒，接触导电纸上的某测量点，同时观察等位仪上的电压表读数准确无误后，左手按下等位仪面板上的按钮5，然后将表棒垂直提起，在导电纸上留下火花焦斑，再放开按钮5。

注意：①火花放电时间愈短焦斑愈小；反之焦斑大。焦斑的大小以能看清为好。记录点的分布要均匀些，数量要适当，太少时将无法描绘等位线，太多和焦斑过大会影响电场的描绘；②火花记录时表棒测试端有270V电压，应注意安全。

6. 重复上述步骤，将全部测量点记录完毕为止。

7. 关闭等位仪的电源开关，拆掉试验盘上的电线，取下导电纸。在导电纸的反面将火花记录的各等位点连成光滑曲线，即等位线。

[思考题]

1. 为什么可用稳恒电流场模拟静电场?
2. 为什么要对电压表直读法标定的等位点进行精确定位？怎样进行精确定位?

3. 进行火花记录时要注意哪些问题?

4. 根据等位线画出电力线，指出何处电场较强，何处电场较弱。若电源电压发生改变（增大或减小）时，等位线、电力线的形状是否变化? 电场强度和电位分布情况是否会变化?

5. 如果电极和导电纸之间接触不良，将会出现什么现象?

Ⅲ 用双层式静电场实验装置测量

[仪器与器材]

双层式静电场实验装置、伏特计、电源、导线等。

[仪器描述]

双层式静电场实验装置是一种新型的静电实验装置，如图 5-7 所示。这种静电场实验装置采用双层双探针。它的结构简单，速度快，误差小，稳定性好。由于采用双层双探针的装置可不在导电纸上直接扎孔，而把图像描绘在上层的图纸上，这样比起单层静电场描绘仪来，有节省导电纸和图像稳定的好处。

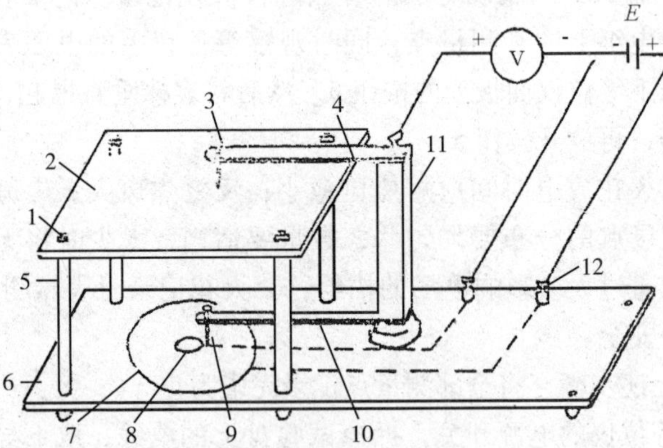

图 5-7 双层式静电场实验装置

1. 夹记录纸弹片 2. 上层垫板 3. 扎孔探针 4. 上层弹簧片 5. 立柱 6. 下层胶布板 7. 外层电极 8. 内层电极 9. 电位探针 10. 下层弹簧片 11. 移动手柄座 12. 接线柱

本装置分上下两层：下层有一胶布板，在它的左半部装有导电纸和电极；上层是一块有机玻璃板，板上放记录纸。在导电纸和记录纸的上方，各有一探针，通过弹簧片探针臂把两探针固定在一个手柄座上，将手柄放在底板的右部。两探针始终保持在同一铅垂线上，这样移动手柄座时两探针的运动轨迹是一样的。导电纸上的探针尖有一个较圆滑的顶尖，靠弹簧片的弹性和导电纸始终保持接触；记录纸上方的探针是尖的，它平时不和记录纸接触。做实验时，移动手柄座，由导电纸上的探针在电压表的指示下，找到所测等位线上点后，按一下记录纸上方的探针扎孔为记。

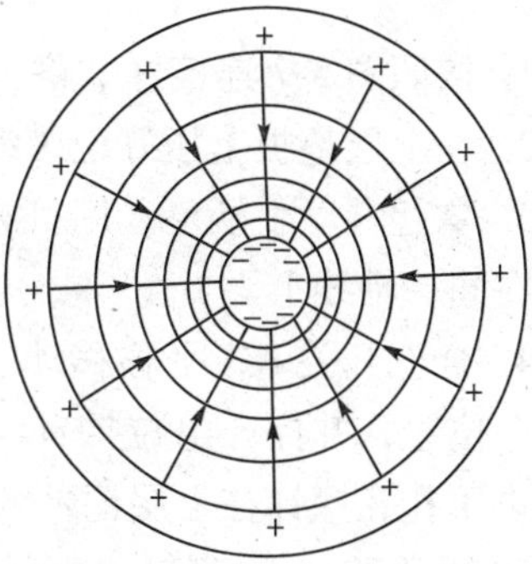

图 5-8 同心电极等位线与电力线分布

实验采用两种电极：一种是为模仿无限长同心电缆中的电场电位分布做的，如图 5-8 所示；另一种电极是为模仿两个同轴金属圆筒之间带有不同电位时的静电聚焦作用做的，它由四块同样的金属块组成，如图 5-9 所示。用这两种电极的实验装置，除了测同心圆等位线外，又可测静电聚焦场的等位线。通过静电聚焦场的测量可把静电场、电子束偏转、示波器等实验紧密地联系在一起。

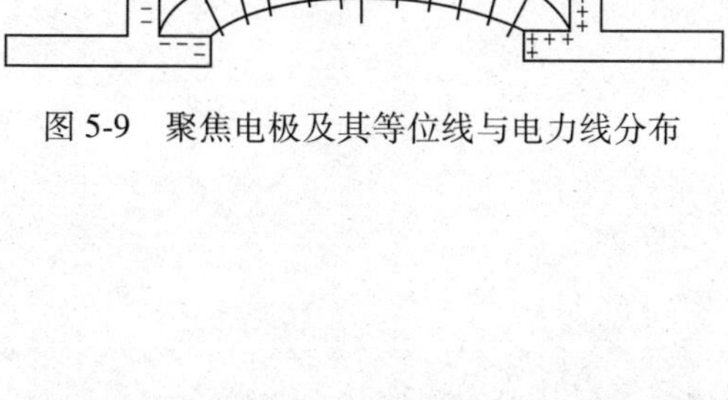

图 5-9 聚焦电极及其等位线与电力线分布

[实验步骤]

1. 按照图 5-7 连接好电路，电源 E 取 3V（最大不超过 9V）。

2. 在上层垫板上压好记录纸（白纸或坐标纸）。

3. 拿起移动手柄座，用目测法校正上层的扎孔探针与下层的电位探针，使其在同一轴线上。

4. 合上开关 K，平移移动手柄座，将下层电位探针置电极间导电纸上的某一位置，并保证电位探针与导电纸接触良好，记录伏特计上的电压值后，再用扎孔探针在上层记录纸上扎一小孔为记。

5. 平移移动手柄座，注意伏特计上的读数，当移至某一位置时，伏特计上的读数与第 4 步中的电压值相等，这时可在记录纸上扎孔为记（即与 4 中电位相等的点）。

6. 重复第 5 步，找出 8 至 10 个电位相等的点，用光滑的曲线连接记录纸上的各点，即为等位线。

7. 重复第 4 至 6 步，描绘出不同电压值的等位线。

8. 断开开关 K，取下记录纸，绘出电力线分布图，如图 5-8 或图 5-9 所示。

9. 拆除电线，收整好实验仪器。

[思考题]

1. 使用双层式静电场实验装置时，要注意什么问题？
2. 导电纸划破或电阻值不均匀，对实验有何影响？
3. 试分析用双层静电场实验装置做实验中产生误差的因素？

实验 6　惠斯通电桥的原理与使用

[实验目的]

1. 掌握惠斯通电桥的原理和使用方法。
2. 了解半导体体温计的原理和标度方法。

[仪器与器材]

惠斯通电桥（箱式或滑线式）、万用电表、检流计、微安计、带标准温度计的可调式恒温箱、标准电阻箱、热敏电阻、标准电阻、变阻器、电源、单刀单掷开关、单刀双掷开关、导线等。

[实验原理]

一、惠斯通电桥的基本原理

惠斯通电桥的电路如图 6-1 所示。其中 R_1、R_2、R_3、R_4 四个电阻连成四边形 ACBD，构成电桥的四个臂，A、B 两点经可变电阻 R、开关 K 与电源 ε（内阻计入 R 之中）相接通，C、D 两点之间连接一个检流计 G，作为比较 C、D 两点电位的桥梁，“桥”的名称亦由此来。

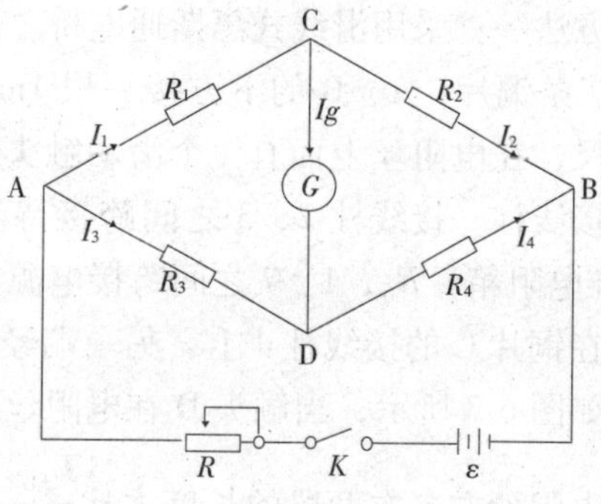

图 6-1　惠斯通电桥原理图

合上开关 K，调节四个臂中的任一个（或几个）臂的电阻值，可以使通过检流计的电流 $I_g=0$，此时 $V_C=V_D$。我们称之为平衡电桥。由 $I_g=0$ 知道，$I_1=I_2$，$I_3=I_4$；由 $V_C=V_D$ 得：

$$I_1R_1=I_3R_3$$

$$I_2R_2=I_4R_4$$

联立解之，立即可得：

$$\frac{R_1}{R_2}=\frac{R_3}{R_4} \tag{6-1}$$

此即电桥平衡条件，它常被用来比较精确地测定中等范围（$1\sim10^6\Omega$）内的电阻值。用待测电阻 R_X 代替任一个臂的电阻（例如 R_1），把电桥调平衡，就有：

$$R_X=\frac{R_3}{R_4}R_2 \tag{6-2}$$

一般情况下，合上开关 K 后，在检流计中有电流 I_g 流过（此电流也许很大，要注意检流计的保护），我们称之为不平衡电桥。对于不平衡电桥通过检流计的电流可应用基尔霍夫定律求得：

$$I_g=\frac{R_2R_3-R_1R_4}{\Delta}\varepsilon \tag{6-3}$$

其中 $\Delta=R_gR(R_1+R_2+R_3+R_4)+R_g(R_1+R_2)(R_3+R_4)+R(R_1+R_3)(R_2+R_4)+R_1R_2(R_3+R_4)+R_3R_4(R_1+R_2)$，揭示了 I_g 与电路中各元件值之间的关系，它在测量和自动控制机构中有着广泛的应用。

二、电阻 R_X 的测量

方法一：采用滑线式惠斯通电桥。图 6-2 为其实物示意图，图中 A、B、C 为三条铜片，A、B 的下方接一根 1m 长的电阻丝，在电阻丝下面放置一根米尺，在电阻丝上面有一个滑动触头 D，铜片上的 1、2、3、4、5、6、7 均为接线柱。接线柱 2、3 之间跨接待测电阻 R_X，5、6 之间跨接已知电阻（标准电阻箱）R_0，1、7 之间跨接电源 ε、开关 K 和变阻器 R，检流计的一端接在铜片 C 的接线柱 4 上，另一端经一可变保护电阻 r 与触头 D 相接。其电路如图 6-3 所示，当触头 D 在电阻丝 AB 上变换接触点位置时，也就是改变了电阻丝左、右两段的长度之比 $\frac{L_{AD}}{L_{DB}}$，也就是改变了左、右两段导线的电

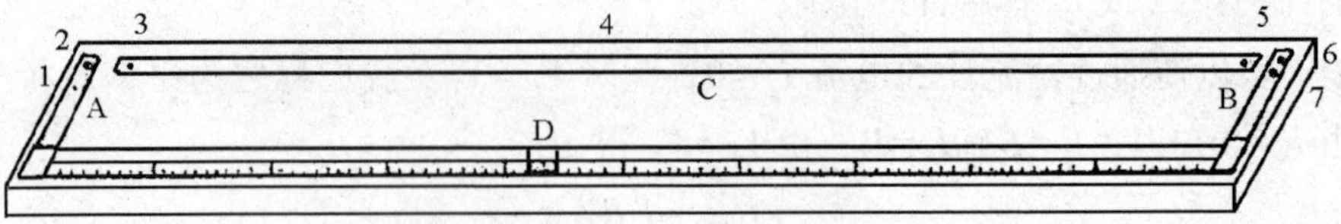

图 6-2 滑线式惠斯通电桥

阻比值$\frac{R_3}{R_4}$。调节触头 D 的位置，使电桥平衡，就有

$$R_X=\frac{R_3}{R_4}R_0=\frac{L_{AD}}{L_{DB}}R_0 \tag{6-4}$$

方法二：采用箱式惠斯通电桥。以 QJI 型直流电桥为例，电路简图如图 6-4。整个装置集中于一个箱内，其面板如图 6-5 所示，右边为标准电阻 R_0 的四个调节旋钮，称为调节臂，R_0 可取 1～9999Ω 间的任一整数值，中间上方有一个比率臂 S 的调节旋钮，用它调节$\frac{L_2}{L_1}$的比值，其比值分为 0.001、0.01、0.1、1、10、100 等 6 档。比率臂选取的原则是尽可能使调节臂的四个旋钮都能起到作用（取 4 位有效数字）。测量时，先用万用电表粗测待测电阻值 R_X，再选取比率臂 S，使得 S×1000 的数量级与 R_X 相同。面板中间有一个检流计 G，检流计上面有一保护锁扣 1 和零点调节旋钮 2，使用时要拨下锁扣，指针自由摆动，待其平稳时若指针不指零点，则可旋动调节旋钮使之指零。下面的 GA、G、BA、B，左边的 K_1、K_2 分别是检流计电路与电源电路的开关和按钮，它们的作用参见图 6-4。当在右下方接线柱 X_1、X_2 之间接上待测电阻 R_X 后，调

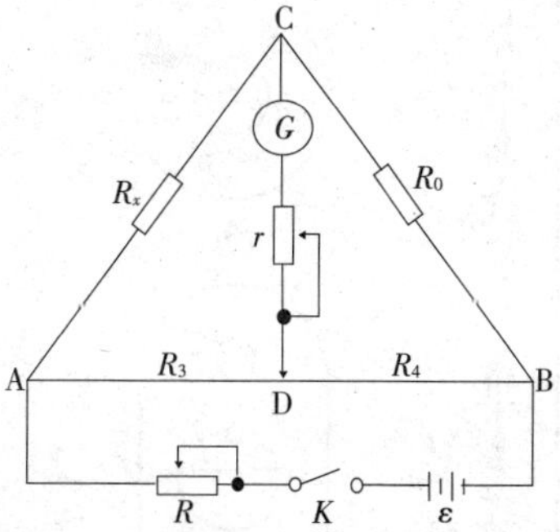

图 6-3　滑线式惠斯通电桥电路图

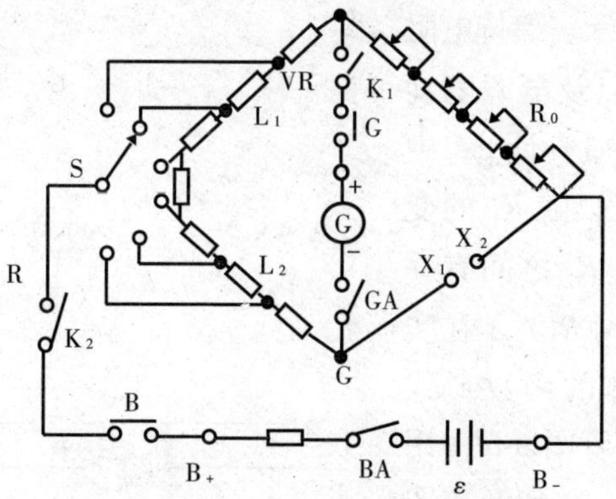

图 6-4　箱式惠斯通电桥电路简图

节调节臂，使电桥平衡，根据测得的标准电阻值 R_0，就可得到 R_X，

$$R_X=\frac{L_2}{L_1}R_0=SR_0 \tag{6-5}$$

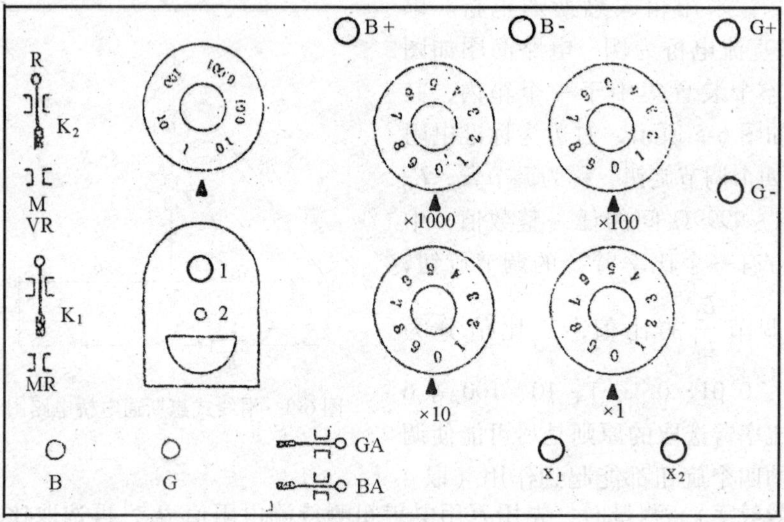

图 6-5　QJI 型箱式惠斯通电桥面板图

三、半导体温度计的标度

热敏电阻是一个半导体变阻元件，它的电阻值随温度 t 的升高而降低，且两者有一一对应的关系。现在把它作为感温元件，接入电桥的 AC 臂，即为 R_1，如图 6-6 所示。保持电阻 R_2、R_3、R_4 和 R 以及电源电动势 ε 等值不变，则微安计 μA 中流过的电流值 I 将只随 R_1 的变化而变化，且 I 与 R_1 之间有一一对应的关系 $I=I(R_1)$［在实用中，我们对具体的函数形式并不关心，所以尽管图 6-6 中用的是分压线路，本质上仍和图 6-1 一样，只是 $I(R_1)$ 的表达

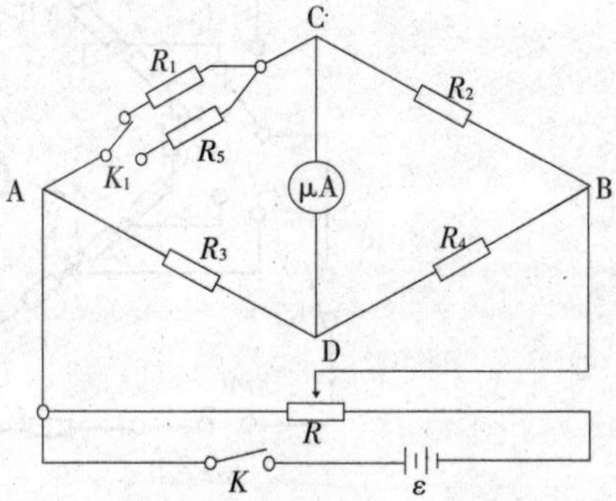

图 6-6　半导体温度计原理

式与 I_g 不同罢了]，而 $R_1=R_1(t)$，这样，微安计的读数 I 就与温度 t 成一一对应关系。如果把微安计的读数标成相应的温度值，就成了一个直读式温度计了。

对于半导体体温计，为了充分利用表头，使刻度尽可能精细，热敏电阻的工作温度被限制在 35~42℃之间，其阻值也在 $R_{35}\geqslant R_1\geqslant R_{42}$ 之间变化，且当所用热敏电阻一定时，它们的值也一定。在 $t=35℃$ 时，$R_1=R_{35}$，微安计指针不偏转（零点处的刻度就为 35℃），此即电桥平衡状态，有 $\frac{R_{35}}{R_3}=\frac{R_2}{R_4}$，只要适当选择 R_2、R_3、R_4 的值，使上式成立即可。一般在设计制作时就已选定 $R_2=R_3=R_4=R_{35}$，不必再调。在 $t=42℃$ 时，$R_1=R_{42}$，微安计应达满偏（满偏刻度为 42℃），此时，因为 R_{42}、R_2、R_3、R_4 都已确定，所以只有靠调节可变电阻 R 来使 $I=I(\varepsilon, R)$ 达到满偏。又因为 ε、R 值并非总是恒定，R_{42} 又非随时可得，所以在半导体体温计中选用一阻值 $R_5=R_{42}$ 的标准电阻与热敏电阻 R_1 并入 AC 臂（图 6-6），通过单刀双掷开关 K_1 转换。每次启用体温计时，把 K_1 掷向 R_5，调节可变电阻 R 使微安计达到满偏。此即所谓启用前的"校准"。R 一经调定，不能再动，以确保 $I=I(R_1)$ 的关系恒定。

使用体温计时，把 K_1 掷向 R_1 端，在 $35℃\leqslant t\leqslant 42℃$（$R_{35}\geqslant R_1\geqslant R_{42}$）范围内，流经微安计的电流 I 必在零与满偏电流之间变化，对于 35~42℃之间每一个温度，只有一个相应的电流值，指针也偏转一个相应的角度。把热敏电阻置于标准恒温箱内，调节恒温箱的温度，就可以对半导体体温计进行标度。

[实验步骤]

一、测热敏电阻的二态阻值 R_{35}、R_{42}

方法一：用滑线式惠斯通电桥测

1. 将热敏电阻 R_1 置于恒温箱中，温度调到 $t=35℃$，用万用电表粗测得 R'_{35}，将标准电阻箱取值 $R_0=R'_{35}$。

2. 按图 6-3 接好线路，其中 R_X 为置于 $t=35℃$ 恒温箱中的热敏电阻，R_0 为标准电阻，并把 R、r 调到最大值。

3. 接通开关 K，将 D 触头在电阻丝 AB 中点附近与之瞬时接触（接触轻而牢靠，不能在 AB 上划动），视检流计的偏转情况调节触点位置，直至 $I_g=0$。

4. 先逐渐调小 R，后逐渐调小 r，直到 $r=0$，找到使 $I_g=0$ 时 D 的精确位置。读取 L_{AD}、L_{BD}的值，可算出 $R''_{35}=\frac{L_{AD}}{L_{BD}}R_0$。

5. 将热敏电阻与标准电阻互换位置，用同样方法测得 L'_{AD}、L'_{BD}，可算出 $R'''_{35}=\frac{L'_{AD}}{L'_{BD}}R_0$。

6. 求出二次测量的平均值即为 R_{35}。

7. 将恒温箱的温度调到 42℃，重复步骤 1~6，可测得 R_{42}。

8. 拆除装置，整理好器材。

附注：在测电阻（例如 R_{42}）时，也可将 D 触头调在 AB 的中点，微调标准电阻箱的电阻值，使电桥平衡，此时有 $R_{42}=R_0$。

方法二：用箱式惠斯通电桥测

1. 将热敏电阻 R_1 置于恒温箱中，温度调到 35℃，用万用电表测得 R'_{35}，再将热敏电阻接于面板上两接线柱 X_1X_2 之间。选择比率臂 S 使得 S×1000 的数量级与 R'_{35} 相同，利用调节臂四个旋钮把 R_0 调至 R'_0，使 $R'_0\times S=R'_{35}$。

2. 先将闸刀开关 BA、GA 依次闭合，将两闸刀开关 K_1、K_2 依次掷向 VR、R 一边。

3. 先揿按钮 B，后揿按钮 G（断开时应先放按钮 G，后放按钮 B，以免冲击电流过大，损坏检流计），视检流计的偏转情况，依次调节×100、×10、×1 诸旋钮，直至电桥平衡。此时有 $R_{35}=S\times R_0$（一般这时的 R_0 与开始时选定的 R'_0 不同）。

4. 将恒温箱温度调到 42℃，重复上述步骤，测得 R_{42}。

5. 拆下热敏电阻，将面板上检流计锁扣推上（以免震断悬丝），各闸刀拉开，各旋钮复原指零。整理好现场。

附注：1. 如果待测电阻 R_X 未经粗测，则可将比率臂选为最小档 0.001，调节臂调至 $R_0=1000\Omega$，合上各闸刀开关后，揿动按钮 B、G 先行试调：瞬时揿下按钮 G 后，若检流计指针摆动剧烈，立即松开 G、B，然后逐级增大比率 S，再试调，直至指针偏转方向开始反向，即可选定前一次的比率 S 来进行测量。调节臂的调节也应从×1000 旋钮开始，逐级调节到×1 旋钮，使电桥平衡，有 $R_X=SR_0$。

2. 若待测电阻的阻值超过 100KΩ，则要用电动势大一些的外接电源和高灵敏度的外接检流计，它们分别接在面板右上角的 B^+、B^-和 G^+、G^-等接线柱上。此时，BA、GA 不可合闸，以确保内电源和内检流计与此测量线路分开。这时 K_1、K_2 分别起了测量线路中的电源电路和检流计电路的开关作用。

二、半导体体温计的定标

1. 根据前面测得的 R_{35}、R_{42}，选择适当的电阻 R_2、R_3、R_4、R_5。一般

取 $R_2=R_3=R_4=R_{35}$。但是这条件很难满足，为消除阻值误差带来的影响，可在 BC 臂上加串一个可变电阻 r，接成图 6-7 所示电路。当 R_2、R_3、R_4 不完全相等时，微调 r 可使电桥达到平衡。$R_5=R_{42}$ 一定要精确。可用上述方法一中附注的办法测得的 R_0 代替 R_5。

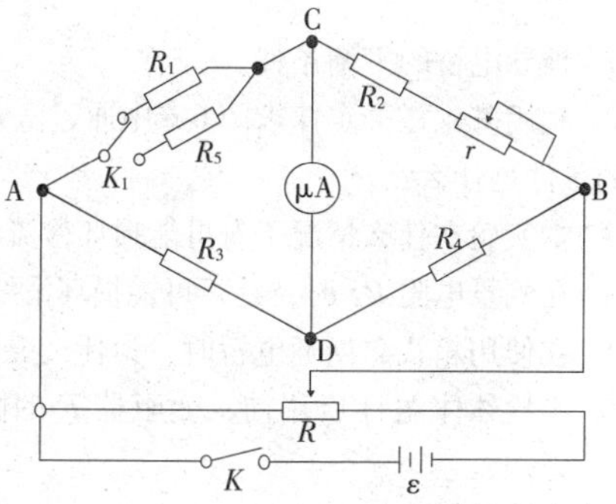

图 6-7　半导体体温计线路图

2. 置热敏电阻 R_1 于恒温箱中，保持温度 $t=35℃$，K_1 掷向 R_1，调节 r 使电桥平衡，平衡后保持 r 不变。

3. 调节恒温箱温度为 $t=42℃$，调节变阻器 R，使微安计达满偏，并保持 R 不变，把 K_1 掷向 R_5，此时微安计也应达满偏。否则，要检查原因，重新确定 R_5。

4. 使恒温箱逐渐降温，每隔 1℃（或更小，如 0.5℃、0.1℃等）停留一次，列表记下指针偏转的角度位置，直到 $t=35℃$ 为止。

5. 使恒温箱逐渐升温，重复实验步骤 4 的做法，直到 $t=42℃$ 为止。

6. 取两次记录的平均值，作为该温度所对应的偏转值，在表面上该处刻上该温度值，就完成了体温计的定标工作。

7. 拆除装置，整理好器材。

附注：由于在微安计表面上的指针偏转处一一刻上与此相对应的温度值，比较困难，我们改为利用微安计原有刻度作标准曲线的办法来间接定标，方法是：取正交坐标系的横轴为温度 t 轴，纵轴为指针偏转格数，将步骤 6 所得的各组数据在方格纸上描点，再连成一光滑曲线，利用这一标准曲线，测得偏转的格数，就可得到一个相应的温度值。

[注意事项]

1. 测电阻时，注意检流计的保护。

2. 使用惠斯通电桥时，注意电阻丝的保护。

3. 测量时，如果发现检流计摆动不灵敏或是微安计调不到满偏，是因为电源不足，此时应更换新电源。更换时注意电源极性。

［思考题］

1. 推导电桥的平衡条件。

2. 利用基尔霍夫定律求图6-6中通过微安计的电流I，并说明$I=I$（R_1）和$I=I$（ε、R）的条件是什么？

3. 本实验在什么情况下有可能损坏检流计，如何保护？

4. 在测量电阻R_X时，是否可能损坏滑线式电桥，如何保护？

5. 在使用箱式惠斯通电桥时，为什么要使调节臂的四个旋钮都起到作用？

6. 半导体体温计启用前，变阻器R的阻值应调得大些，还是小些（图6-6），为什么？

7. 为什么半导体体温计每次启用时都要调整R值来校准，校准后又为什么不得再变动R的值？

实验 7　万用电表的使用与电表改装

[实验目的]

1. 掌握将微安表改装成电流表、电压表和欧姆表的原理和方法。
2. 学会正确使用万用电表测量直流电流和交、直流电压及导体电阻。
3. 了解数字万用电表的正确使用方法。

[仪器与器材]

微安表、万用电表、数字万用电表、测量电路板、二极管、电阻箱、干电池两节、电阻两只。

[实验原理]

一、万用电表的使用

1. 指针万用表的使用

万用电表是由表头、选择旋钮和测量电路等三个主要部分所组成。表头的读数盘上有两条常用的刻度线如图 7-1 所示。标有 Ω 的刻度线是表示电阻的刻度；另一条刻度线标有 ≃ mA · V 等符号，表示交直流电压、直流毫安的刻度。

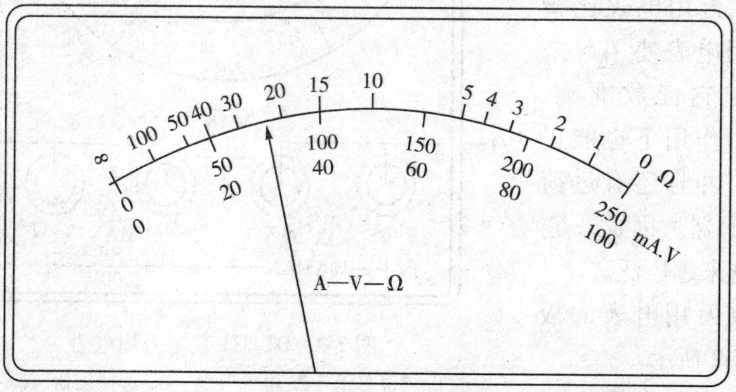

图 7-1　万用电表的读数盘

选择旋钮是用来选择万用电表所测量的项目和量程的。例如，当选择旋钮旋到 Ω 区的“×10”档时，测得的电阻值等于指针在刻度线上的读数×10。又如，当选择旋钮转到 V 区的 25V 档时，表示指针偏转到满刻度的电压为 25V。此时如果指针指在图 7-1 所示位置，我们从满刻度为 250V 这标尺上读得是 75V。由于实际量程为 25V，所以实际读数应为 $75\times\frac{25}{250}=7.5\text{V}$。若从第二行满刻度为 100V 标尺读得 30V，则实际读数为 $30\times\frac{25}{100}=7.5\text{V}$，两次结果相同。以此类推。如果选择旋钮指在 mA 区 2.5mA 档时，则图示的读数应为 $75\times\frac{2.5}{250}=0.75\text{mA}$。测量交流电压时，读数的方法相同。当然，读得的是交流电压的有效值。

测量前如发现指针偏离刻度线左端的零点时，可转动机械调零螺丝进行调整。

2. 数字万用电表的使用

数字万用电表比指针式万用电表使用起来要方便。它读数准确，在强磁力作用下也能正常工作，并且还有过荷输入显示器。因此，它的使用越来越广泛。

数字万用电表的板面如图 7-2 所示。

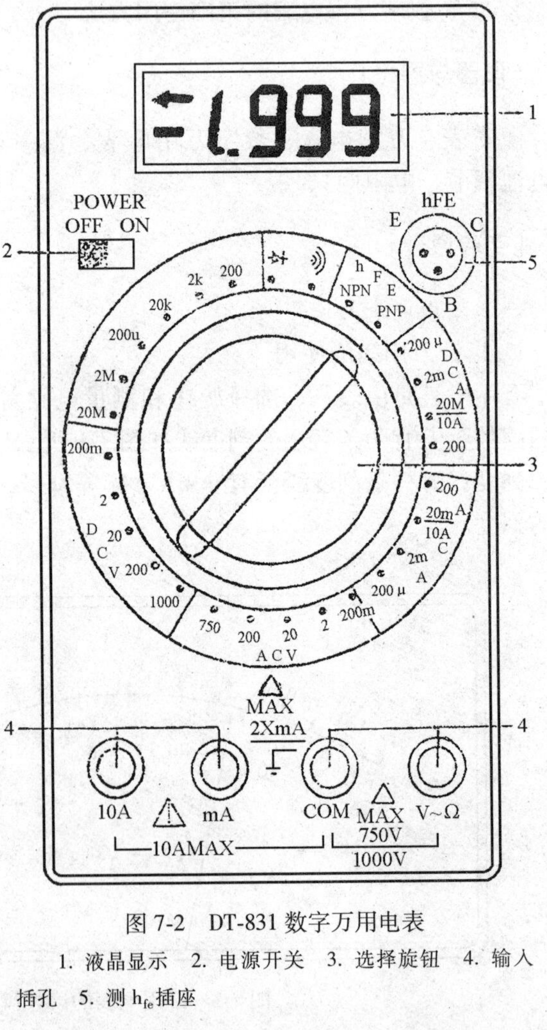

图 7-2 DT-831 数字万用电表

1. 液晶显示 2. 电源开关 3. 选择旋钮 4. 输入插孔 5. 测 h_{fe} 插座

测量直流电压（或交流电压）时，先将选

择旋钮旋至 DCV（或 ACV）区域的适当量程。将黑表棒接入公共（COM）插孔，红表棒连接于 V-Ω 插孔。从显示窗直接读数。

在测量直流电流（或交流电流）时，若待测值小于 200mA，则将红表棒接在 mA 插孔；黑表棒与公共插孔相连接，选择旋钮置于相应量程处。若待测值超过 200mA，则将红表棒改接在 10A 插孔，选择旋钮旋至 20m/10A 位置。显示窗上读数即为测量值。

测量电阻时，两表棒插孔的位置与测电压时相同，将选择旋钮旋到 Ω 区域的适当量程，然后直接从显示窗中读出电阻值。

值得注意的是，在测量时先要估计被测值，不要让它超出测量范围。若显示“1”或“-1”时，表明测量值超出测量范围。

二、用微安表改装成较大量程的电流表的原理

1. 电流表量程的扩大　如果要把量程为 I_g 的微安表（也称表头）改装成量程为 I 的电流表即安培计，我们可根据并联电路的分流作用来扩大量程，如图 7-3 所示。图中 R_S 为并联低电阻，称为分流电阻。根据欧姆定律 $I_gR_g=(I-I_g)R_S$ 得：

$$R_S=I_gR_g/(I-I_g)=\frac{R_g}{n-1} \tag{7-1}$$

式中 R_g 为表头的内阻，$n=I/I_g$，是量程扩大的倍数。由式（7-1）可知，改装后电流表的量程越大，并联的分流电阻值越小。

例如，表头的量程为 $I_g=100\mu A=0.0001A$，$R_g=1000\Omega$，为要改装成量程为 1A 的电流表，则 $n=1\div0.0001=10000$，根据式（7-1）得出：

$$R_S=\frac{1000}{10000-1}\approx0.1\Omega$$

显然，电流表的总内阻 R_A 等于 R_S 和 R_g 的并联值，可用并联电阻公式算出 $R_A\approx0.1\Omega$。可见，电流表的总内阻是很小的。用电流表测量电路中的电流时，总是把它串联在电路里，由于 R_A 甚小，串入电路后，实际上不会改变原电路的电流。

2. 多量程电流表的原理　通常把表头和几个不同的分流电阻并联，组成多量程电流表。图 7-4 为两量程电流表的线路图。图中 c 为公共端，若用 a、c 两端时，量程为 I_2；用 b、c 两端时，量程为 I_1。现计算分流电阻 R_1 和 R_2 的值。设 $R_S=R_1+R_2$，由图 7-4 得出：

$$(I_1-I_g)R_1=I_g(R_g+R_2)$$

化简得：

$$R_1=\frac{I_g}{I_1}(R_g+R_S) \tag{7-2}$$

又由：

$$(I_2-I_g)R_S=I_gR_g$$

化简得：

$$R_2=\frac{I_g}{I_2}(R_g+R_S)-R_1 \tag{7-3}$$

万用电表中有几个量程的电流档就是根据这个原理设计的。

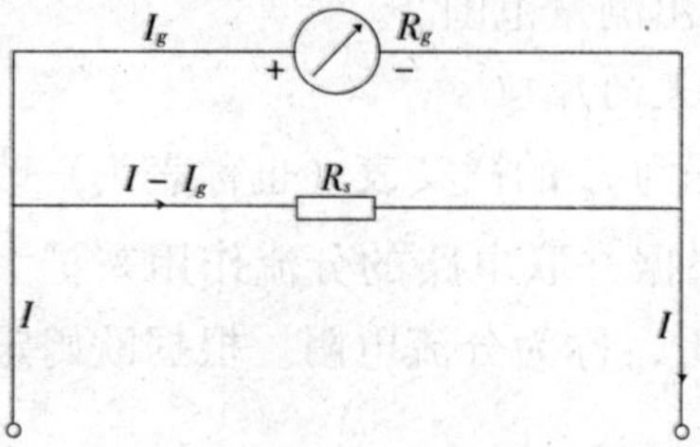

图 7-3　电流表量程的扩大

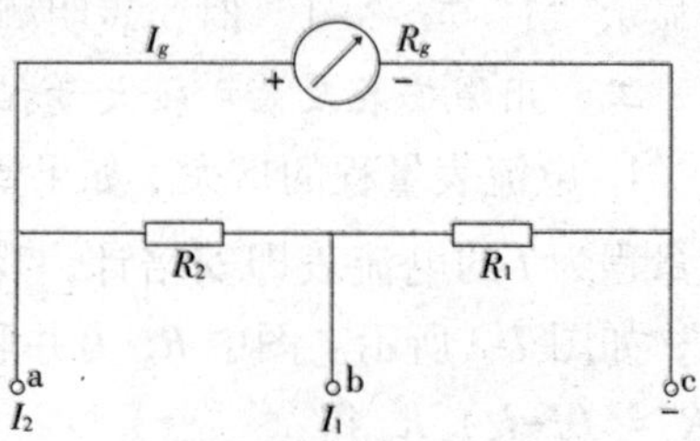

图 7-4　二量程电流表电路

三、用微安表改装成电压表

1. 微安表改装成电压表的原理　电压表即伏特计可用表头串联一只高电阻 R_P 组成（图 7-5）。设改装后电压表的量程为 U，当表头的指针偏转到满刻度时，通过表头的电流为 I_g，所以降落在表头两端的电压 $U_g=I_gR_g$，而大部分电压 $U-U_g$ 却降落在串联的高电阻 R_P 上，因此 R_P 称为分压电阻。

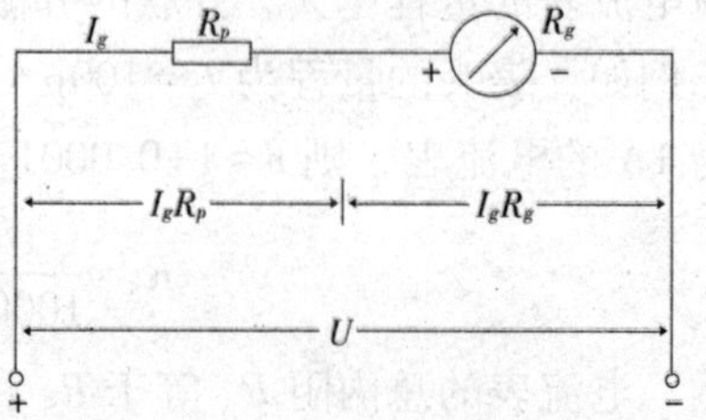

图 7-5　改装成伏特计的原理

根据欧姆定律 $U-U_g=I_gR_p$ 可得：

$$R_P=\frac{U}{I_g}-R_g \tag{7-4}$$

例如表头的 $I_g=0.0001\text{A}$，$R_g=1000\Omega$，把它改装成量程为 $U=50\text{V}$ 的电压表，所需串联的高电阻为

$$R_P=\frac{U}{I_g}-R_g=\frac{50}{0.0001}-1000=499000\Omega$$

电压表的总内阻为 $R_V=R_P+R_g=500000\Omega$。可见电压表的内阻是很高的。用电压表测量电压时，总是把它并联在被测电路中，红表棒搭在高电位，黑表棒搭在低电位。由于 R_V 甚大，并联后实际上不会改变原电路的电压。

2. 多量程电压表的原理　把表头配上不同的分压电阻，就可构成不同量程的电压表。如图7-6就是有两量程（U_1 和 U_2）电压表的原理图。分压电阻的值可用下列公式计算：

$$R_{P1}=\frac{U_1}{I_g}-R_g \text{ 和 } R_{P2}=\frac{U_2}{I_g}-(R_g+R_{P1}) \quad (7\text{-}5)$$

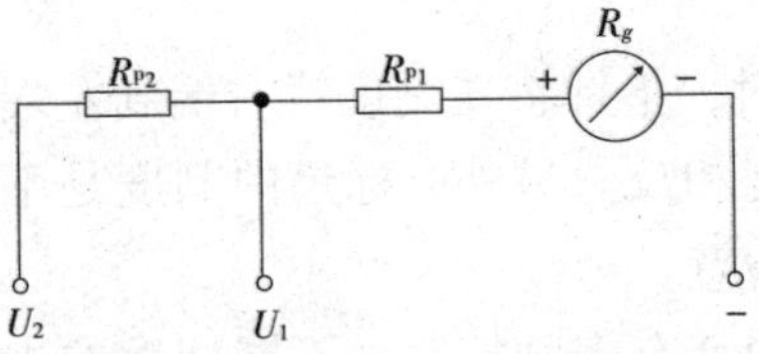

图7-6　两量程电压表电路

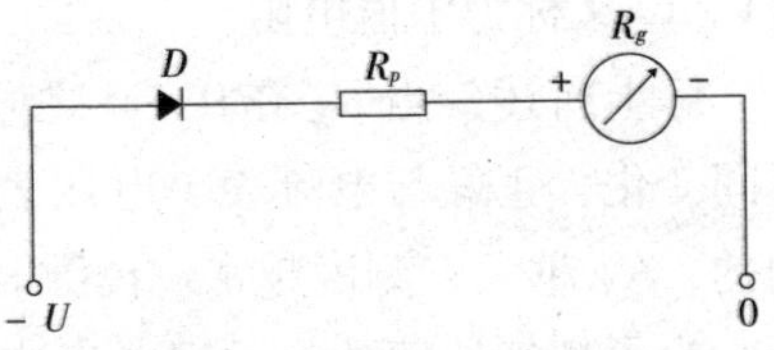

图7-7　交流电压表的原理图

3. 交流电压表的原理　直流电压表采用磁电式表头，不能直接用来测量交流电压，必须配以整流器，将交流电变成直流电后，方能在表头上指示出来，图7-7所示为用晶体二极管D作为半波整流电路的交流电压表。由于交流电压在实用上是用有效值来表示的，所以电表的刻度也是有效值。

三、用微安表改装成欧姆表

图7-8是欧姆表的原理电路，它由表头、电池、电阻 R_i 和调零电阻 R_0 组成。在a、b两端即红、黑两表棒之间可接入待测电阻 R_X。测量前，先把两表棒短路即 $R_X=0$。调节调零电阻 R_0 使表头指针指到刻度线右端的满刻度，即欧姆表的零点。此时，电路中的电流

$$I=I_g=\frac{\varepsilon}{R_g+R_0+R_i+r}=\frac{\varepsilon}{R_z} \quad (7\text{-}6)$$

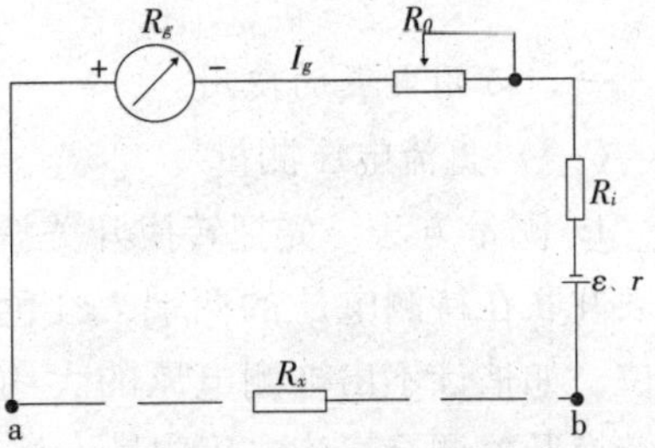

图7-8　欧姆表的原理图

式中 $R_z=R_g+R_0+R_i+r$ 称为欧姆表的综

合电阻。这一步骤称为欧姆表的调零。

测量未知电阻 R_X 时，将它接入两表棒之间，则电路中的电流为：

$$I=\frac{\varepsilon}{R_Z+R_X} \tag{7-7}$$

从上式可见，当 ε 和 R_Z 恒定时，I 仅随 R_X 而变。它们之间有一一对应的关系。如果在刻度线上不同位置刻出相应的电阻值，那么在测量未知电阻时就可以在刻度线上直接读出被测电阻的数值。从公式（7-7）还可以看出，R_X 越大，I 越小，表头指针偏转的角度越小，刻度的间隔也越小。当 $R_X\to\infty$，即 a、b 间开路时，$I\to 0$，指针在刻度线左端位置不动，所以刻度线左端的欧姆刻度为∞。当 $R_X=R_Z$ 时，$I=\frac{\varepsilon}{2R_z}=\frac{1}{2}I_g$，指针将在刻度线的中央，所以 R_Z 又称为中值电阻。

综上所述，当 R_X 在 $0\to\infty$ 之间变化时，指针将在刻度线右端到左端位置间变化，正好与电流表、电压表的刻度相反。另外，标尺的刻度是不均匀的，R_X 越大，刻度越密。读数时必须注意。

为了精细地读数，万用电表中欧姆档都有多种档次。不同档次的中值电阻是不同的，不同档次之间通常采用十进制。具体线路较复杂，不在这里讲述了。测量时，究竟应选择哪一档次？这要看被测电阻的值而定。原则上应尽量选用 R_X 在该档次的中值电阻附近。

应该指出，由于新旧电池内阻 r 的变化，或者在换档使用时，由于电路参数的变化，式（7-6）的条件往往不能满足。就是说，当 $R_X=0$ 时，电路中的电流将不等于 I_g，表头的指针并不指在刻度线右端的零欧姆处，产生了系统误差。因此测量前必须通过调零，以改变 R_0 的阻值来满足式（7-6）的要求，从而达到 I 与 R_X 的函数关系式（7-7）不变的目的。

[实验步骤]

一、万用电表的使用

（一）直流电压测量

1. 测量方法　先把转换开关调至V范围内的合适的档位上，再把万用电表并联在待测电压的两端，红色测试棒搭在高电位，黑色测试棒搭在低电位。如估计不出被测电压的大约数值和待测电压两端电位的高低时，可把转换开关调至直流电压的最大档，再把测试棒在待测电压两端接触一下，观察指针偏转方向是否正确，然后根据指针指示值的大小，调到合适的量程档进行测量。

2. 测量内容　在限流分压装置 EH 的两端接上直流电压 24V（图 7-9），分别测量 EF、EG、EH、FG、GH 的电压数据，记录在后面的表格内。

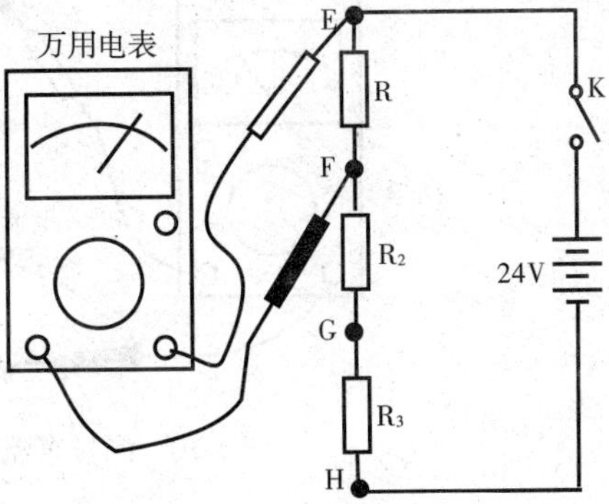

图 7-9　限流分压装置

（二）交流电压测量

1. 测量方法　先根据待测电压的大约数值，把转换开关调至$\underset{\sim}{\text{V}}$区的合适档位上，如果待测电压大于 10V，则利用≂V 标度线进行读数，如果待测电压小于 10V，则利用“10$\underset{\sim}{\text{V}}$”档标度进行读数。

2. 测量内容　在限流分压装置 EH 的两端接上交流电压 24V，分别测量 EF、EG、EH、FG、GH 的电压数据，记录在后面的表格内。

（三）直流电流测量

1. 测量方法　先把转换开关调至 mA 或 μA 范围内的合适的档位上，再把万用电表串联在待测电路内。要注意电路中电流方向，应使电流从红色测试棒进，从黑色测试棒出。利用≂A、mA 标度线读数。

2. 注意事项

（1）先应估计电路中电流的大约数值，是否在万用电表的量程内。

（2）万用电表的转换开关调在电流档时，不能并联到产生电压的电路两端，以免在电表中通过大电流而烧坏万用电表。

3. 测量内容　将限流分压装置 R_1、R_2、R_3 的一端与电池盒另一端和万用电表连接，如图 7-10 所示。用万用电表分别测出通过 R_1、R_2、R_3 的直流电流数据，记录在后面的记录表内。

（四）电阻测量

1. 测量方法

（1）先把转换开关调至测量电阻 Ω 范围内的某档上，如“×1k”档，再把两根测试棒相互接触，指针即顺时针偏转，调节“电阻调零旋钮”，使指针指在电阻标度线的零位上（如换档，则调零工作需要重新进行。）

（2）把两根测试棒搭在欲测电阻两端，就可在电阻标度线上读得指针

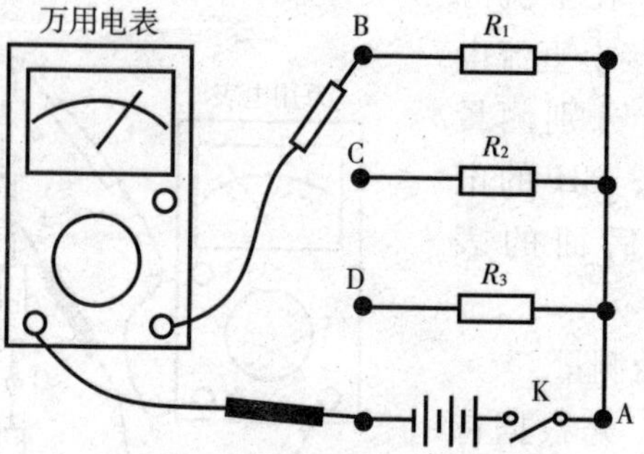

图 7-10　测量直流电流接线图

所指的数值，再乘以转换开关所指的倍数（如“×1k”即读数乘以 1000）就得到所测电阻的阻值。

2. 注意事项

（1）在测量电阻时，人的两只手不要同时和测试棒一起搭在内阻的两端，以避免人体电阻的并入。

（2）若使用“×1”档测量电阻时，应尽量缩短万用电表使用时间，以减少万用电表内电池的电能消耗。

（3）调电阻零位时，如果指针调不到零位，表明电池的电能不足，需调换电池。

（4）在电路中测量某一电阻的阻值时，应切断电路中的电源，并将电阻的一端断开。

3. 测量内容　测量限流分压装置上的电阻 R_1、R_2、R_3、R_4、R_5、R_6 的数值，将测得数据记录在下面表格内（表 7-1~表 7-4）。

数据记录：

表 7-1　直流电压测量

测量点		E、F 点间	E、G 点间	E、H 点间	F、G 点间	G、H 点间
使用量程						
数据	1					
	2					

表 7-2　交流电压测量

测量点		E、F点间	E、G点间	E、H点间	F、G点间	G、H点间
使用量程						
数据	1					
	2					

表 7-3　直流电流测量

测量点		接通B点	接通C点	接通D点
使用量程				
数据	1			
	2			

表 7-4　电阻测量

电阻		R_1	R_2	R_3	R_4	R_5	R_6
使用量程							
数据	1						
	2						

二、电表的改装

（一）将量程为1mA的电流表改装成量程为10mA的电流表

1. 根据电流表的内阻 R_g 及公式（7-1）算出并联分流电阻 R_s 的值。

2. 在电阻箱上选好阻值 R_s，将它并联到电流表的两端，即可得到量程为10mA的电流表。

3. 用改装后的电流表串联在电路板的电路里（图7-11）测出电流值。再用万用电表测量，比较两次的结果。

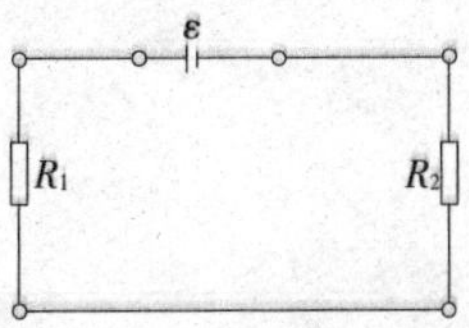

图 7-11　待测电流的电路板

（二）将1mA的电流表改装成量程为10V的电压表

1. 按公式（7-4）算出所需串联电阻 R_P 的阻值。

2. 在电阻箱上选好阻值 R_P，将它与电流表串联，即成一只量程为2V

的电压表。

3. 用改装好的电压表测量电路板上电阻两端的电压值，再用万用电表测量，比较其结果。

[注意事项]

实验做完后，务必将万用表选档开关拨至最大交流电压量程处。

[思考题]

1. 为什么不同档的欧姆表可使用同一条刻度线？

2. 一只内阻为 R_g，量程为 U 伏的电压表，如何改装成量程为 I（$I \geqslant \frac{U}{R_g}$）的电流表？

实验 8　用补偿法测定电池的电动势

补偿法测电动势使用的主要仪器是电位差计。电位差计又称电位计或电势计。它是电学测量中直接用来精密测量电压的重要仪器，又可用来间接测量电流、电阻和校正各种精密仪表，应用甚为广泛。

本实验分别应用滑线式（十一线）电位差计和 UJ31 型电位差计两种方法测电源电动势。

Ⅰ　滑线式电位差计测电动势

[实验目的]

1. 掌握电位差计的原理。
2. 学会使用电位差计测干电池电动势。
3. 培养看图接线能力。

[仪器与器材]

滑线式（十一线）电位差计、单刀单掷开关、双刀双掷开关、可变电阻、AC5/2 型直流指针式检流计、直流稳压电源（0-30V-2A）、标准电池、干电池、导线、万用表等。

[实验原理]

根据全电路欧姆定律，有：

$$U_{端}=E_x-I_r$$

因此，若采用伏特计测电池的电动势（图 8-1）时，由于伏特计的内阻 R_g 不可能为无穷大，因此 $I=\dfrac{E_x}{R_g+r}\neq 0$，这时从伏特计上读出的将是端电压 $U_{端}$ 而不是电动势 E_x。

根据上式，只有当 $I=0$ 时才有 $U_{端}=E_x$。电位差计就是根据这一原理设计的。

怎样才能使电源内部没有电流通过呢？现在我们做这样的设想：图 8-2 中如果有两个电池，其电动势分别为 E_s 和 E_x。将其正极与正极相接、负极与负极相连，若 $E_x = E_s$，则电池内部没有电流通过。反之，若电池内部没有电流通过，则必有 $E_x = E_s$。当 E_s 为准确知道的标准电池的电动势，利用这种互相抵消电位差的办法，就可准确地测出 E_x 了。

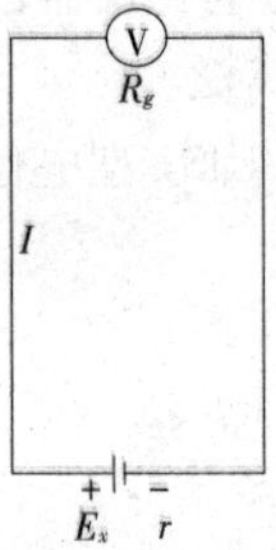

图 8-1　伏特计测电动势

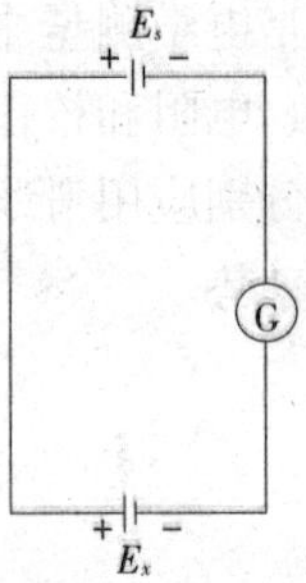

图 8-2　补偿法测电动势

实际使用时，由于没有那么多具有不同电动势的标准电源与具有各种电动势的被测电源互相抵消，因此，这一设想直接用是行不通的。但是，我们可以用一个大小可变、且能准确知道的电位差来代替这一系列的标准电池，这一装置称为电位差计。

图 8-3 是滑线式电位差计的原理图。图中 AB 为均匀的电阻线，由辅助电源 E（内阻 r）供给一个稳恒电流，这样在电阻线 AB 上产生均匀稳定的电位差。E_s、E_x、r_s 和 r_x 分别为标准电源、待测电源的电动势和它们的内阻。K_1 为双刀双掷开关，K_2 为单刀单掷开关。G 是检流计，R_g 是它的内阻。

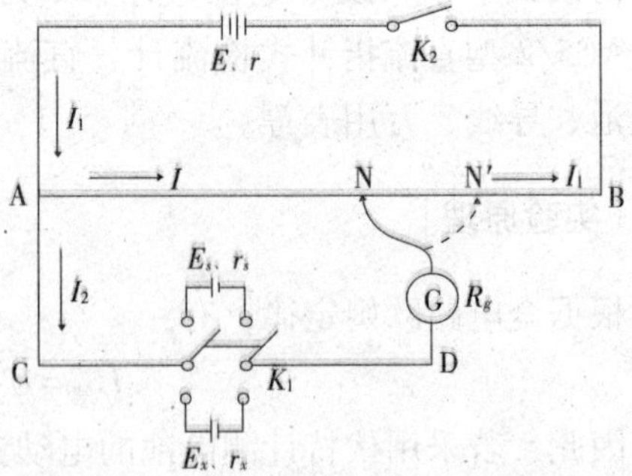

图 8-3　滑线式电位差计原理图

先接通 K_2，再将 K_1 倒向标准电源 E_s。各支路电流如图 8-3 所示。

根据基尔霍夫定律有：

$$I_1 = I_2 + I \tag{8-1}$$

在回路 ACE_sDNA 中，

$$I_2(R_g+r_s)-IR_s=-E_s \tag{8-2}$$

式中，R_s 为电阻丝 AN 的阻值。

在回路 ABK_2EA 中，

$$IR_s+I_1R_{NB}+I_1r=E \tag{8-3}$$

移动滑动头 N，使 $I_2=0$，这时称电位差计达到平衡。

由式（8-1）、（8-2）得

$$E_s=IR_s \tag{8-4}$$

由式（8-3）得：

$$I=\frac{E}{R_s+R_{NB}+r}=\frac{E}{R_{AB}+r}$$

式中 R_{NB}、R_{AB}分别为 NB 段电阻丝和 AB 段电阻丝的阻值。

随后把 K_1 倒向 E_x，按上述移动 N 至 N′，使电位差计达到新的平衡，同理有：

$$E_x=I'R_x \tag{8-5}$$

式中，R_x 为 AN′电阻丝的阻值

$$I'=\frac{E}{R_{AB}+r}=I$$

由式（8-4）、（8-5）得：

$$\frac{E_x}{E_s}=\frac{R_x}{R_s} \tag{8-6}$$

又：

$$\frac{R_x}{R_s}=\frac{\rho\frac{L_x}{S}}{\rho\frac{L_s}{S}}=\frac{L_x}{L_s} \tag{8-7}$$

ρ 为电阻丝的电阻率，S 为其截面积，L 为相应的长度。由式（8-6）、（8-7）得：

$$\frac{E_x}{E_s}=\frac{L_x}{L_s} \quad E_x=\frac{L_x}{L_s}E_s \tag{8-8}$$

式中 E_s 为已知，L_s、L_x 由实验测得，E_x 可求出。

可见，当电位差计平衡时，支路 ACE_sDN 和支路 ACE_xDN 中没有电流

通过。

电位差计相当于一个内阻为无限大的伏特计，因此用电位差计测出的是电动势而不是端电压。用已知的电动势或电压抵消待测的电动势或电压，使电路中流经待测电源的电流为零，此时端电压就等于电动势。这种方法称为补偿法。

[仪器描述]

一、滑线式电位差计

图 8-4 的矩形框内为滑线式电位差计（又称十一线电位差计），A、B 为接线柱，左、右各有 5 只插孔，每插孔旁标有数字，AB 间有十一根长为 1m 的均匀电阻线，插头 M 可插在任一插孔内，使分出的电压作不连续的变化构成粗调。插头 N 可在米尺上移动，使分出的电压作连续的变化构成细调。M 所插入孔的序号与 N 所在米尺上读数之和即为 MN 间电阻线的长度。如：M 插在孔“4”内，N 处的读数为 0. 7350m，则 MN 间电阻线的长度 L=4. 7350m。

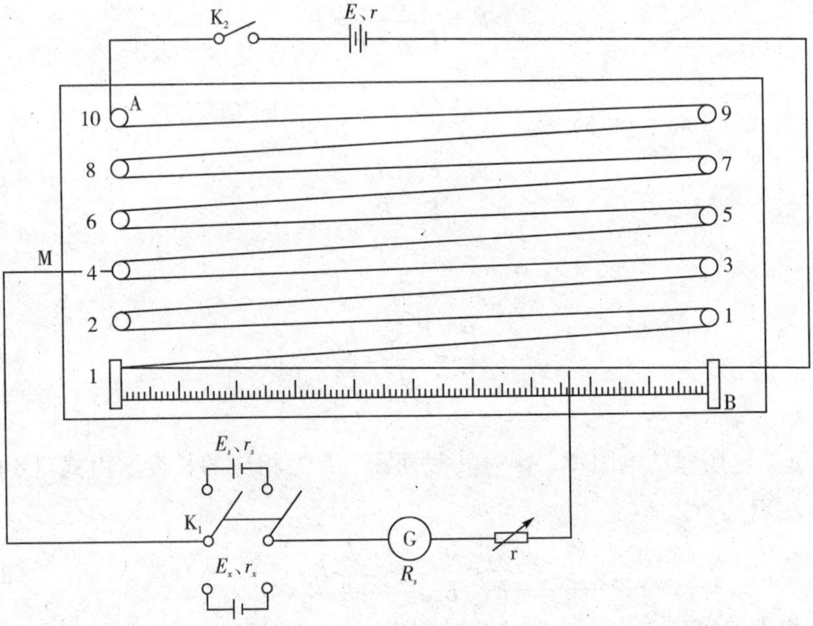

图 8-4　滑线式电位差计

二、AC5/2 型直流指针式检流计

该检流计是磁电式结构。它的使用方法如下：

1. 首先对检流计之接线柱端钮按其“+”“-”标记接入电路。

2. 将小旋钮移向白色圆点位置，并用零位调节器将指针调在零位。

3. 按下“电计”按钮，检流计即被接入电路，如需将检流计较长时间接入电路，则可将“电计”按钮按下后转一角度即可。

4. 若使用中指针不停地摆动时，按一下“短路”按钮，指针可立即停止摆动。

5. 检流计使用完毕后，必须将旋钮转向红色圆点位置，此时“电计”及“短路”旋钮放松。

由于标准电池和检流计都不允许通过较大的电流，但在测量开始时，可能因为 MN 之间的电位差与 E_s（或 E_x）相差较大，而使标准电池和检流计中通过较大的电流。因此我们在这一支路中串联一个大电阻 r。但这样就降低了电位差计的灵敏度，即很可能 MN 间的电位差与 E_s（或 E_x）没有完全平衡，而由于 r 很大，致使检流计不偏转。因此首先将 r 调至最大，调出 $I_g=0$，再将 r 调至最小，即 $r=0$，调 $I_g=0$。这样就不会降低电位差计的灵敏度。

可见电阻 r 起保护检流计和标准电池的作用，称为保护电阻。

三、标准电池

镉—汞标准电池是用化学溶液配制而成，其电动势很稳定，在室温 20℃时，其电动势为 $E_s=1.0186\text{V}$，在室温 t℃时，其电动势 E'_s 可按下式计算：

$$E'_s=E_s-0.00004\ (t-20)\ -0.000001\ (t-20)^2\ (\text{V})$$

在通常情况下，E_s 取 1.019V 已足够准确了。

使用标准电池时应注意：标准电池不能做电源使用，不能允许通过大于 20μA 的电流，否则会使电动势下降，失去标准值。严禁用万用电表或伏特计直接测量标准电池。

[实验步骤]

1. 用万用电表测量待测电池的端电压。

2. 用滑线式电位差计测电池的电动势。

(1) 按图 8-4 连接电路。K_1 置于中间位置，r 置于阻值最大的位置。E 用直流稳压电源，取 $E=3\text{V}$。经教师检查后方可进行实验。

（2）根据 E、E_s 的数值，估计标准电池 E_s 接入线路时，M、N 应在的位置。例如取 $E=3.00\text{V}$，$L_{AB}=11.00\text{m}$，估计每单位长的电位差为 $\frac{3.00\text{V}}{11.00\text{m}}=0.273\text{V/m}$，$\text{MN}=\frac{1.019}{0.273}=3.73\text{m}$。故 M 可插在孔“3”内。先将 K_2 接通，再将 K_1 倒向 E_s 调 N，使 N 在米尺上 0.70m 附近移动，使检流计的指针指零，即 $I_g=0$。减小 r 直至 $r=0$ 时，调 $I_g=0$，记下 N 的位置。MN 的长度作为 L_s。最后将 r 放置阻值最大的位置。

（3）K_1 倒向 E_x，按（2）的步骤，求出 L_x 并计算 E_x。

（4）将（2）、（3）重复三次，并将测量数值填入表 8-1，求出 E_x 的平均值，并与用万用电表测出的端电压作比较。

表 8-1　电位差计测电源电动势

次　数	K_1 倒向 E_x 时的 L_x	K_1 倒向 E_s 时的 L_s	$E_x=\frac{L_x}{L_s}E_s$（V）
1			
2			
3			

平均值 $\overline{E}_x=$

万用电表测出电池电动势近似值 $E_x\approx$

［思考题］

1. 用伏特计或万用电表测电池的电动势为什么是近似值？
2. 什么是补偿法？为什么用电位差计测出的是电池的电动势而不是端电压？
3. AC5/2 直流指针式检流计的使用方法是什么？
4. 本实验有哪些注意事项？
5. 应用滑线式电位差计能不能测电池的内阻？试设计电路图。

Ⅱ　UJ31 型电位差计测电动势和膜电位

［实验目的］

1. 学会使用 UJ31 型电位差计测电动势。

2. 通过测定温差电偶的定标曲线，掌握温度电偶校准的方法。

3. 了解测定膜电位的方法。

[仪器与器材]

UJ31 型低电势直流电位差计（1~170mV，0.05 级）、保温瓶、直流稳压电源（0-30V-2A）、标准电池、温差热电偶（铜—康铜）、光点检流计、冰、水、热水、温度计、万用电表、导线。

[实验原理]

两种不同材料的金属 A、B 组成一闭合回路，如图 8-5 所示，由于两接触点的温度不同，回路中有电动势产生，这种电动势称为温差电动势；温差电动势的大小仅与两种不同金属材料的性质及两接触点的温差有关（温差电动势可以用经典电子论加以解释，这里从略）；能产生温差电动势的装置称为温差电偶或热电偶。理论上可以证明：若冷接触点的温度为 t_0℃，热接触点的温度 t℃，则温差电动势与温度的关系为：

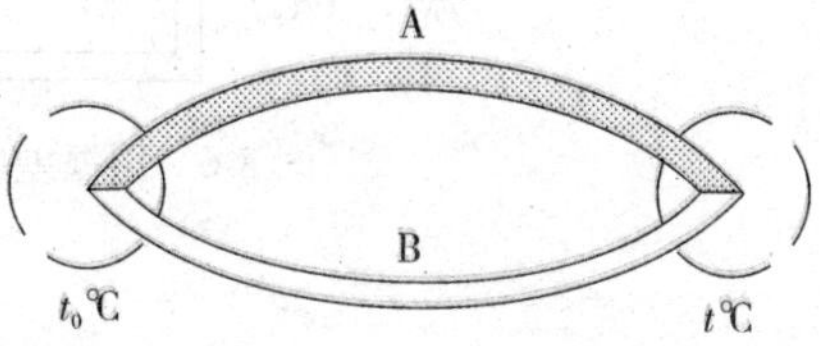

图 8-5 温差电偶示意图

$$E_{AB}=a\ (t-t_0)\ +\frac{1}{2}b\ (t-t_0)^2 \tag{8-9}$$

式中 a、b 是与金属 A、B 的性质有关的特征常数，称为温差电系数。对铜—康铜温差电偶：

$$a=40.865\times10^{-6}\text{V/℃};\ b=0.101\times10^{-6}\text{V/℃}$$

在温度变化范围不大的情况下，温差电动势可近似地表示为：

$$E_{AB}=a\ (t-t_0) \tag{8-10}$$

此式说明在温度差不大的情况下，温差电动势与两接触点的温度差成线性变化，而在一般情况下，温差电动势与两接触点温差的关系为一曲线。

温差电动势一般很小，约几毫伏到几十毫伏，因此常用较精密的电位差计来测量它的电动势。

根据温差电动势的数值随热端温度变化的特点（冷端接触点的温度固定），温差电偶较广泛地应用于测量温度及进行温度控制。

用温差电偶测量温度时，将冷端保持于冰水混合物（0℃）中，而另一端放在待测温度的容器中，然后用电位差计测量温差电偶的温差电动势。根据温差电动势的值查表，把它换算成对应的温度数值。在实际使用时先要对温差电偶进行校准，然后根据校准曲线进行温度测量。

实验中使用铜—康铜温差电偶，接到电位差计的测量端，注意靠近0℃的一端的铜接负极，靠近热端的铜接正极，如图8-6所示。

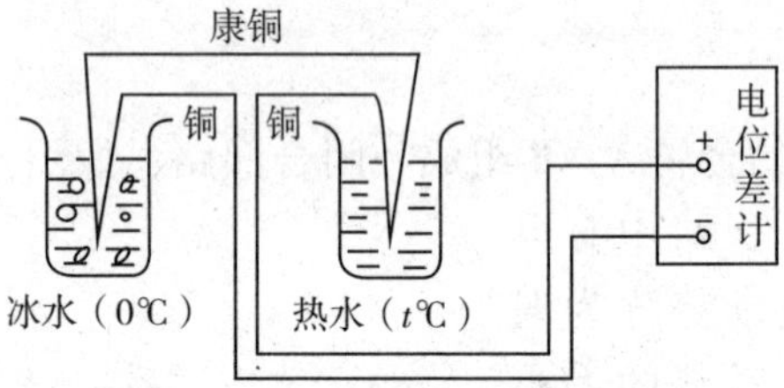

图8-6　用温差电偶测量温度

电位差计与滑线式电位差计的工作原理是一样的。所不同的是电位差计的灵敏度较高，而且可以直接读出待测电压的数值。

最简单的电位差计其原理如图8-7所示。

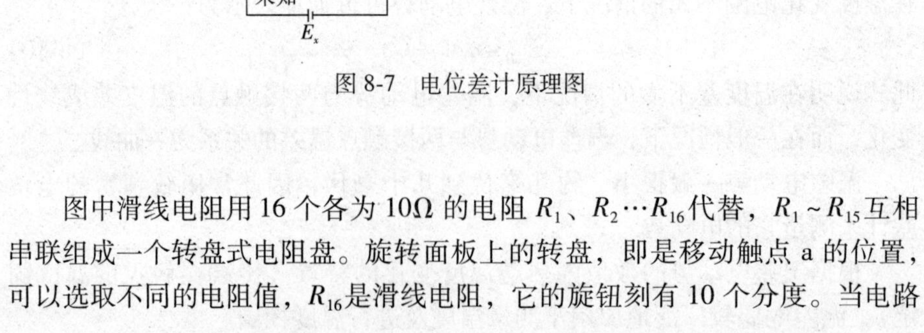

图8-7　电位差计原理图

图中滑线电阻用16个各为10Ω的电阻 R_1、$R_2 \cdots R_{16}$ 代替，$R_1 \sim R_{15}$ 互相串联组成一个转盘式电阻盘。旋转面板上的转盘，即是移动触点a的位置，可以选取不同的电阻值，R_{16} 是滑线电阻，它的旋钮刻有10个分度。当电路上的电流调到 0.01A 时，则在每一个电阻上的电位差是 0.01A×10Ω = 0.1V，而在 R_{16} 的每一分度的电压降是 0.01A×1Ω = 0.01V。待测电动势的电源 E_x，两端分别接到活动触点 a 和 b。a 每移动一档就改变 0.1V，b 每移动一档就改变 0.01V。当调节检流计的指针指零，即 $I_g=0$，就可直接读出 E_x 的值。

如何保证电路上的电流为 0.01A 呢？仪器中用已知的标准电池的电动势 E_s = 1.0186V 来校正。先将开关拨到标准电池一边，再将 a、b 调到 1.0186V。在电路的工作电流未调准之前，a、b 间的电压降不是 1.0186V。调节 R_p 使 $I_g=0$，此时的 a、b 间的电压降是 1.0186V，则通过电路的电流就是 0.01A。

调好工作电流之后，再将开关 K 接到待测未知电源一边，移动触点 a、b，使 $I_g=0$，就可直接读出 E_x。

［仪器描述］

一、UJ31 型电位差计

UJ31 型电位差计用来测量 0~170mV 的微小的电动势。图 8-8 是它的面板图，其使用方法如下：

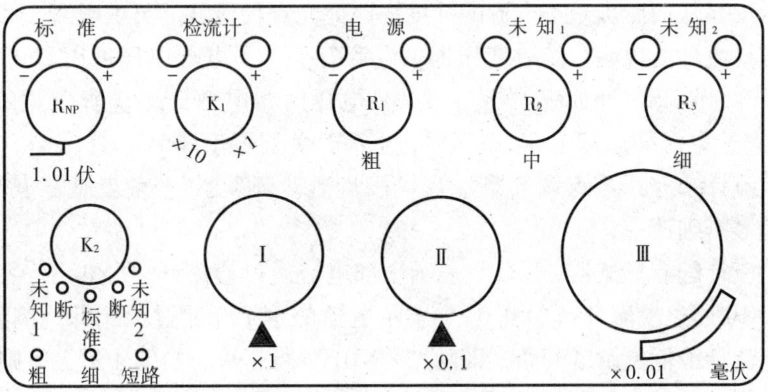

图 8-8　UJ31 型电位差计板面

1. 将标准电池 E_s、检流计、电源（5.7~6.3V）、待测电动势（注意 0℃一端接负极）——即温差电偶，分别接入各规定的接线钮，量程开关 K_1 放在适当的位置（本实验取“×1”的位置）。

2. 调整工作电流　接通电源，K_2 拨向“标准”，R_{NP} 调到 1.0186V，调节 R_1、R_2、R_3（相当于图 8-7 中的 R_p），使检流计的指针指零，即 $I_g=0$（在调整时先将旋钮“粗”揿下，调 $I_g=0$，然后旋开“粗”，再将旋钮“细”揿下，调 $I_g=0$。当检流计的指针摇摆不停时，将“短路”揿下）。

3. 测量　将温差热电偶接到未知 1（或未知 2），注意正、负极的接法；将 K_2 拨向未知 1（或未知 2），调节旋钮Ⅰ、Ⅱ、Ⅲ（相当于调节图 8-7 中的 a、b 两触点）使 $I_g=0$，再将 K_2 拨向“断”，读出Ⅰ、Ⅱ、Ⅲ的数值，则

$$E_x=(\text{Ⅰ}\times1+\text{Ⅱ}\times0.1+\text{Ⅲ}\times0.001)\cdot K_1\ (\text{mV})$$

在电位差计的使用过程中，其工作条件常易发生变化（如电源 E 不稳定、电阻 R 不稳定等），为保证工作电流标准化，每次测量都必须重新调整工作电流。

二、光点检流计

AC15/5 直流复射式检流计又称光点检流计，属于磁电式结构。我们知道当光线射到平面镜上，如果镜面转过一个微小的角度 α，则反射光线扫过的角度将是 2α，利用这一结论，在灵敏检流计的线圈上附有一个小平面镜，当微小的电流通过线圈时，线圈就会转过一个很小的角度，这时让一束灯光射到小平面镜上，利用平镜的反射，就可以比较明显地读出反射光线转过的角度，从而测出微小电流的强度，因此光点检流计的灵敏度高。

本检流计的照明系统有变压器、电源开关等。电源电压可用 220V，也可用 6V。当 220V 电源插口接上 220V 电压时，电源开关应置于“220V”处；当 6V 电源插口接上 6V 电压时，电源开关要置于“6V”处。

检流计装有“零点调节器”及“标盘活动调零器”，前者是零点粗调，后者是零点细调。

检流计配有分流器，“×1”表示全部电流通过检流计，“×0.1”表示电流的 1/10 通过检流计，“×0.01”表示电流的 1/100 通过检流计。测量时，应从检流计最低灵敏度开始，即从“×0.01”档开始。如偏转不大，则可逐步地转到高灵敏度测量。为防止检流计活动部分，如推丝、导线游丝等受到机械振动而损坏，检流计采用短路阻尼的方法，分流器开关具有“短路”档。

光点检流计的使用方法如下：

1. 接通电源　应使电源开关所指示的位置与使用的电源电压值一致（本实验使用 220V）。

2. 调节零节　“零点调节器”是粗调，“标盘活动调节器”是细调。

3. 如使用光点检流计的地方有轻微的振动，则可将检流计放在有海绵垫或橡皮垫的厚铁板上。

4. 测量 本仪器与UJ31型电位差计配合使用，先将电位计的“粗”揿下，检流计分别取×0.01、×0.1、×1，调 $I_g=0$，然后将电位计的“细”揿下，检流计分别取×0.01、×0.1、×1，调 $I_g=0$。最后再放置于0.01处。

检流计使用完毕时，旋钮应当旋到“短路”处，断掉电源。

[实验步骤]

1. 按图8-6、图8-8连接电路。

2. 取热端温度 $t=90℃$、80℃、70℃、60℃、50℃、40℃、30℃、20℃、10℃，测出相应的 E_x 填入表8-2。

表8-2 电位差计测温差电动势

次　数	冷端温度	热端温度	温差电动势 E_x（mV）
1			
2			
3			
4			
5			
6			
7			
8			
9			

3. 作出定标曲线（温度为横坐标，E_x 为纵坐标），求出 a 值。

4. 测量膜电位

（1）把一段用水浸润过的肠衣下端用线扎紧，上端插入一短玻璃管内，将浓度为10%的葡萄糖酸钙溶液徐徐沿着管壁注入。

（2）将一根银电极插入肠衣膜内，扎紧上端，并把它固定在支架上，悬挂在盛有浓度为1%的葡萄糖酸钙溶液的烧杯内，以形成膜电位；将另一根银电极放在肠衣膜的外侧（电极应比较贴近膜）。

（3）把两根电极接入UJ31电位差计（图8-8）中“未知1”或“未知

2”的位置（注意膜电位的正负）进行测量。测三次求其平均值。

膜电位 U=

［补充说明］

在生物体内由于组织膜对不同的离子具有不同的通透性，膜两边的正负离子形成不对称分布，膜两边就存在电势差，这种电势差在生理学上称为膜电位（或膜电势）。由于膜电位很小，一般为几十毫伏左右，故欲准确测量其大小，就要求不消耗组织膜的电功率，即无电流通过组织膜，所以可以用 UJ31 型电位差计测量生物体的膜电位。

用肠衣作为组织膜，在其内外放入不同浓度的葡萄糖酸钙溶液时，肠衣组织膜只允许钙离子透过，不允许葡萄糖酸根离子透过，由于钙离子的浓度差引起钙离子的迁移，最终所形成的膜电位（外正内负）的大小为：

$$U = \frac{RT}{ZF} ln \frac{c_1}{c_2} \ (\text{V})$$

$$= 0.198 \frac{T}{Z} lg \frac{c_1}{c_2} \ (\text{mV})$$

式中 c_1/c_2 为膜内外离子的浓度比，R 为气体的普适常数，F 为法拉第常数，Z 为离子价。上式仅适用于稀薄溶液。

［思考题］

1. UJ31 型电位差计的使用方法是什么？
2. UJ31 型电位差计与滑线式电位差计相比较有哪些优越的地方？
3. 光点检流计的灵敏度为什么比一般的检流计高？如何使用？

实验 9　示波器的原理与使用

[实验目的]

1. 了解通用示波器的构造和工作原理，掌握示波器的使用方法。
2. 应用示波器观察波形和测定电压。

[仪器与器材]

SB-10 型示波器、DF4247B 型示波器、音频信号发生器、学生电源、实验电路板、导线等。

[实验原理]

阴极射线示波器（简称示波器）是应用比较广泛的电子仪器之一，它不仅可以用来观察电流、电压的变化情况和测量其数值的大小，也可以用来测量频率、相位差等。实际上，任何物理量只要能够变换为电压或电流，就能利用示波器来观察研究。由于示波器有着直观、快速、简明以及在动态下进行测量等独特的优点，所以在医学上也用它作为显示心电、脑电、肌电等生理量变化的仪器。

如图 9-1 所示，示波器的结构包括示波管、扫描和整步装置、Y 轴放大器和 X 轴放大器以及电源四部分。

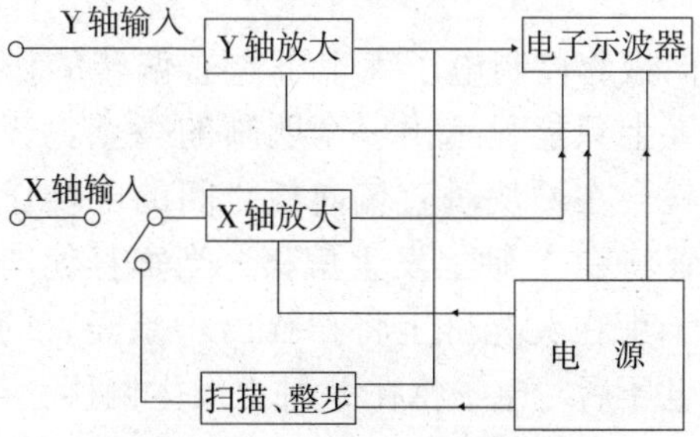

图 9-1　示波器结构框图

一、示波管的构造

如图 9-2 所示，在高真空玻璃泡内，封有电子枪、水平偏向板、垂直偏向板和荧光屏。

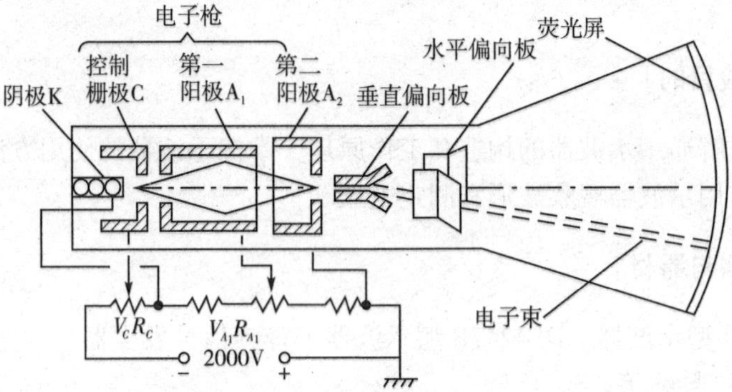

图 9-2　示波管结构图

电子枪是由炽热发射电子的阴极、圆筒状的控制栅极以及第一阳极和第二阳极组成。栅极对阴极是负电位，改变栅极电位可以控制发射电子数目的多少，改变栅极电位的电位器旋钮是面板上的“辉度”旋钮。电子自阴极射出后，穿过控制栅极的小孔，经过高电位的第一阳极得到极高的速度，同时又由于第一、第二阳极之间有电位差，它们所产生的电场能使不同方向射来的电子恰好都在荧光屏上会聚，这叫作聚焦作用。改变第一阳极电位的电位器旋钮是面板上的“聚焦”旋钮。

荧光屏上涂有荧光物质，当电子射到荧光屏上时会显示出荧光，它的亮度决定于撞击到屏上的电子数目和速度，因此控制栅极的电位就控制了荧光屏上的亮度。

垂直、水平偏向板起控制电子束上下左右偏转的作用。由电子枪射出的电子束，在荧光屏上只能显示出一个明晰的亮点。若在垂直偏向板间加一电压，则电子束就会在两块垂直偏向板之间的电场作用下发生偏移，电子抵达荧光屏的位置将在 Y 轴上发生偏移；当垂直偏向板间加一周期性的交变电压时，则电子束在荧光屏上将扫描出一条竖直的直线。同理，当在水平偏向板间加上电压后，电子将在 X 轴上发生偏移。

二、示波器的示波原理

如果只在水平偏向板上加锯齿形电压（又称时基电压），如图 9-3a 所示，该电压由$-U_x$起随时间成正比增加，到U_x时突然降为$-U_x$，这过程中，电子束在荧光屏上的亮点由左端匀速地向右运动，到右端后立即回扫到左端，然后再重复上述过程。我们在荧光屏上看到的是一条水平扫描线。

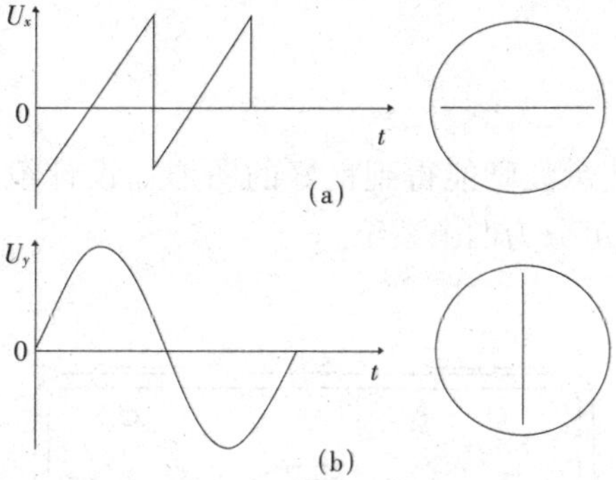

图 9-3 示波器的示波原理

如果只在垂直偏向板上加正弦电压，则电子束的亮点在纵向随时间作正弦式振荡，如图 9-3b 所示，我们在荧光屏上看到的是条竖直亮线。

如果在垂直偏向板上加待测的正弦变化电压，同时在水平偏向板上加锯齿形电压，而且两者的周期之比是整数，即$T_x/T_y=n$，$n=1, 2, 3, \cdots$，那么，每次扫描总是从正弦电压的同一点开始。于是，亮点在荧光屏的原来位置上重复描绘，我们在荧光屏上将看到稳定的正弦图形。这就是示波器的示波原理。

三、示波器灵敏度的确定及电压的测量

在垂直或水平偏向板上加 1V 电压所引起的电子射线偏转距离（毫米或厘米数），称为示波器对电压的纵轴或横轴灵敏度，通常用S_y、S_x来表示。对正弦交流电而言，

$$S_y=\frac{y}{2\sqrt{2}U_y} \quad S_x=\frac{x}{2\sqrt{2}U_x}$$

式中y、x为纵、横轴偏转距离，U为电压的有效值。

若某一交流电压输入 Y 轴，其波形幅度为L（由示波器刻度盘上读出），那么，该交流电压的幅值为，

$$U_x=\frac{L}{2S_y}$$

同理，亦可利用横轴灵敏度测量加在 X 输入上的未知电压。

注：示波器测得的是交流电的峰值电压。

Ⅰ SB-10 型示波器的使用

［仪器描述］

示波器是为了使示波管能得到良好的图形而设计组装的一种仪器，参看图 9-4。在使用上可分为四个系统。

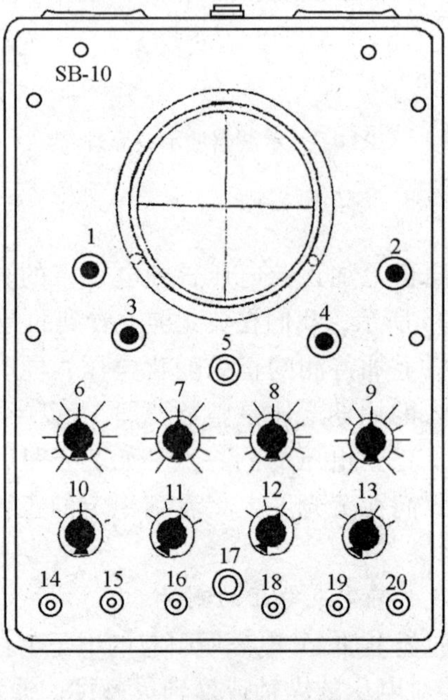

图 9-4 示波器面板图

1. Y 轴位移 2. X 轴位移 3. 辉度 4. 聚焦 5. 指示灯 6. Y 轴增幅 7. 整步增幅 8. 扫描微调 9. X 轴增幅 10. Y 轴衰减 11. 整步选择 12. 扫描范围 13. X 轴衰减 14. Y 轴输入 15. 接地 16. 试验电压 17. 电源开关 18. 整步输入 19. 接地 20. X 轴输入

1. Y 轴放大系统 输入信号通过“Y 轴输入”和“接地”两个接线柱进入 Y 轴放大系统，其放大倍数可由“Y 轴增幅”来调节。若输入信号超过 5V，放大系统将有畸变，这时可把“Y 轴衰减”拨到“10”、“100”即把信号衰减为十分之一、百分之一后再输入放大系统。

2. X 轴放大系统 输入信号也可以通过“X 轴输入”和“接地”两个接线柱进入 X 轴放大系统，其“X 轴增幅”和“X 轴衰减”两旋钮的用法和 Y 轴放大系统一样，但 X 轴常用的信号是来自示波器内部的锯齿形电压源，此时只要把“X 轴衰减”拨到“扫描”上即可。

3. 锯齿形扫描电压振荡器 示波器内设置锯齿形扫描电压发生器，当“X 轴衰减”指向“扫描”后，扫描电压即接入 X 轴放大系统中，其扫描频率由“扫描范围”和“扫描微调”两个旋钮控制，扫描电压的大小（即显示扫描线的长短）由“X 轴增幅”控制。

4. 整步系统 如前所述，为了在荧光屏上获得稳定的波形，必须保证每次扫描总是从待测电压的同一电平如图 9-3b 中的 0 点开始。这种作用称为整步，也称同步。最简单的整步方法是调节扫描电压的周期以满足 $T_x = nT_y$ 的关系。

由于加在 X 和 Y 偏向板上的两个振荡源是互相独立的，因此各自周期的微小变化，往往会影响两者的比例关系。为了使两者的周期随时满足上述关系，通常可用内、外和电源整步三种方法。当“整步选择”拨向“内+”（或“内-”）时，即有待测电压从仪器内部输入到扫描电压振荡器，使后者的周期受前者控制，从而随时满足一定的比例关系，其整步的程度可由“整步增幅”旋钮来调节。当“整步选择”拨向“外”时，扫描电压的周期受外信号的周期控制，这个外信号可由“整步输入”和“接地”两个接线柱输入。当“整步选择”拨向“电源”时，则受市电周期的控制。

[实验步骤]

一、调节示波器，观察正弦波波形

首先观察示波器面板上各旋钮，熟悉它们的名称、作用和使用方法。然后，观察“辉度”、“X 轴增幅”、“Y 轴增幅”、“扫描微调”、“整步增幅”等旋钮是否放置在最小位置。若上述旋钮不在最小位置，则要求沿反时针旋至最小位置，并将“扫描范围”开关置于“关”的位置。

1. 了解示波器所用的电源电压，插上电源，打开电源开关，30 秒钟后开始操作。

2. 调节“辉度”与“聚焦”，使屏上出现清晰的小亮点为止。注意亮度要适中，此步骤要迅速，调节好后随之使亮度减小，以免由于亮度过大或亮斑集中于一点的时间过长而灼烧荧光屏。

3. 调节“Y 轴移位”、“X 轴移位”，使亮点位置居中。

4. 把“X 轴衰减”拨向“扫描”，并将“扫描范围”旋钮掷向“10~100”，使亮点展为一水平线。再调节“X 轴增幅”、“X 轴移位”使亮线的长短合适，位置居中。

5. 将试验电压加在 Y 轴输入上，则交流市电自动与 Y 轴输入连接，适当调节“Y 轴增幅”，则可见交流市电的波形。或将电源变压器 6.3V 端接于示波器的“Y 轴输入”和“接地”两接线柱上，使“Y 轴衰减”接于“×10”档上，然后接通变压器电源，分别调节“Y 轴增幅”，“扫描微调”（扫描范围在 10~100 档），使荧光屏上呈现稳定的大小适当的正弦波形。若图形不稳定时，可把“整步旋钮”调到“内+”或“内-”并调节“整步增幅”使图形稳定。把交流电的正弦波形描绘下来。

二、观察阻尼波波形

断开变压器电源，拆除变压器，将耳机连接到“Y 轴输入”端，轻振耳机，观察所出现的波形，描绘下来，这就是阻尼波波形。

三、测定电压

1. 取出示波器试验电压 U_0（1V）接于“Y 轴输入”端，并把“Y 轴增幅”调至荧光屏上波形幅度为 L_0。然后拆除试验电压并保持 Y 轴灵敏度不变。

2. 将电源变压器的输出端或其他待测电压接入“Y 轴输入”端，接通电源，观察并记录波形幅度 L，则待测电压为：

$$U=\frac{L}{L_0}U_0$$

若待测电压过大时，可使用 Y 轴衰减，计算时应乘上所衰减的倍数。

3. 也可用音频信号源作为已知标准电压源，采用上述比较法测定待测电压。

四、观察晶体二极管伏安特性曲线

线路如图 9-5 所示，在 A、B 两端加上 2V 交流电压，取二极管两端的电压作为电压信号送到示波器的“X 轴输入”。因 2CW 与 R_1、R_2 串联，R_1 上的电

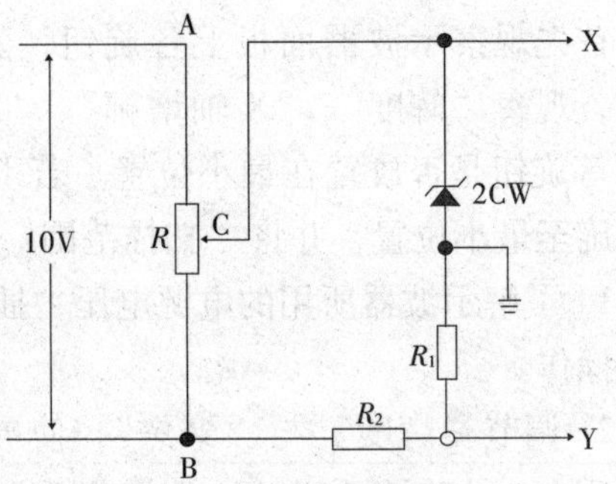

图 9-5　观察二极管伏安特性线路

压降与流过二极管的电流成正比，即 $U_{R1}=IR_1$，只要已知 R_1、U_{R1} 就可以得到回路电流 I。为得到回路电流 I，又不致影响回路各参数，可选取一阻值大大小于回路总电阻的电阻 R_1，为回路电流的取样电阻，作为电流信号送到示波器"Y 轴输入"。这样，当电位器的滑动点 C 由 B 逐渐滑向 A 时，即加在 2C 和 R_1、R_2 上的电压逐渐增大，荧光屏上就会出现二极管的伏安特性曲线。当特性曲线已出现击穿现象时，应停止调节电位器，以免损坏管子。

五、利用李萨如图形测定信号频率

1. 根据李萨如图形形成的原理，如果在示波器 X 轴与 Y 轴都输入频率相等或频率成简单的整数比的正弦电压，则电子束在两电压 U_x 与 U_y 的共同作用下，将在荧光屏上形成一个特殊的轨迹，叫做李萨如图形。例如：当 U_x 的频率是 U_y 的频率的 1/2 时，轨迹如图 9-6 所示。

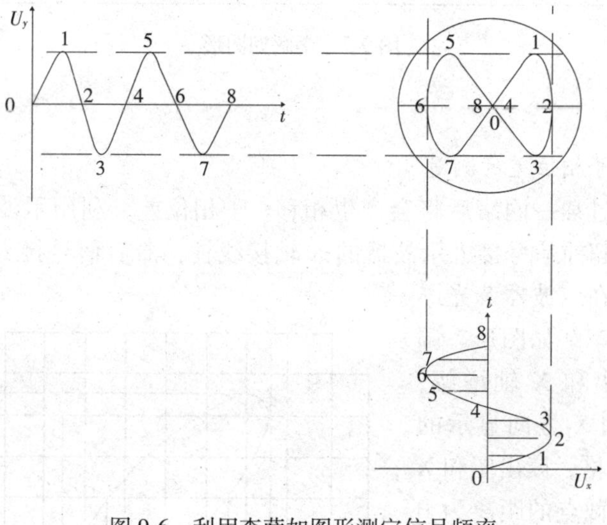

图 9-6　利用李萨如图形测定信号频率

2. 将刻度精确的信号发生器产生的频率为 f_x 的正弦信号，接入示波器的"X 轴输入"，将被测的未知正弦信号接入示波器的"Y 轴输入"。再改变信号发生器的频率，使示波管的荧光屏上显示出李萨如图形，可参考图 9-7，推算出被测信号的频率以及被测信号频率和已知信号之间的比值。

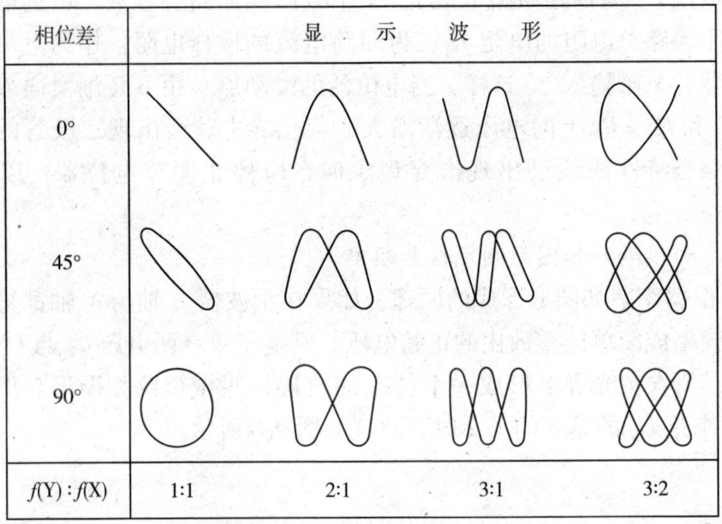

图 9-7　李萨如图形

六、信号相位差的测量

信号经过某一网络后将会产生相移——相位差，利用示波器可以测出其相移。将超前信号接入示波器的 X 轴接线柱，滞后信号接入示波器的 Y 轴接线柱，在示波器荧光屏上即显示出李萨如图形。调节 Y 轴增幅和 X 轴增幅，使 Y 方向和 X 方向显示的幅度都为 A 格，读出图和 X 轴相交的两截点的距离为 B 格，如图 9-8 所示，则两信号间相位差为

$$\Phi = arcsin\ (B/A)$$

由图 9-9 给出两信号的相位差和李萨如图形形状间的关系，与示波器上显示的李萨如图形作对照，可以大致确

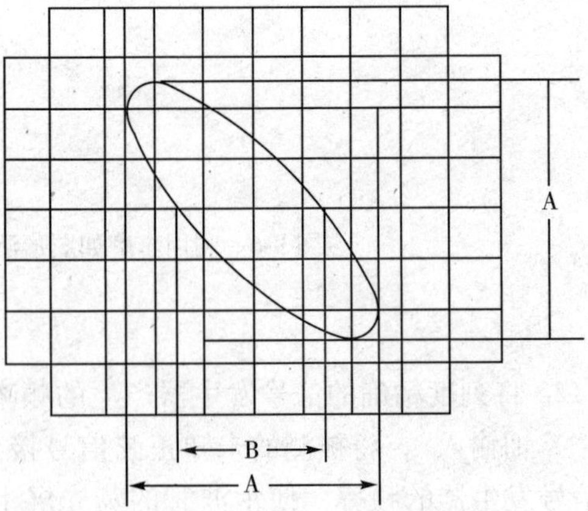

图 9-8　相位差的测量

定两信号间的相位差。

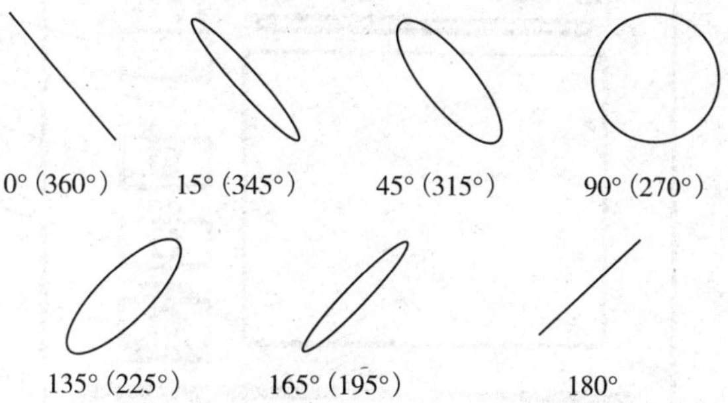

图 9-9 相位差与李萨如图形的关系

Ⅱ DF4247B 型示波器的使用

[仪器描述]

DF4247B 示波器的面板结构，如图 9-10 所示。

1. 辉度调节电位器 顺时针方向转动辉度加亮，反之减弱，直至辉度消失。如光点长期停留在屏幕上不动时，宜将辉度减弱或熄灭，以延长示波管的使用寿命。

2. 聚焦调节电位器 用以调节示波管中电子束的焦距，使光点恰好聚于屏幕上，此时显示的光点应为清晰的圆点。

3. 校正信号输出端 输出幅度为 0. 5V_{P-P}，频率为 1kHz 的矩形波。

4. VOLTS/DIV 垂直输入灵敏度步进式选择开关 输入灵敏度自 0. 005V/div ~ 5V/div 按 1、2、5 进位分十个档次，可根据被测信号的电压幅度，选择适当的档级位置以利观察。当“微调”旋钮顺时针到底时，示波器读取值就是被测信号数值。

5. SEC/DIV 时基扫速步进式开关 扫描开关的选择范围由 0. 1$\mu s/div$ ~ 0. 1s/div 按 1、2、5 进制分为十九档级。当扫速“微调”旋钮顺时针到底，“t/div”档级的标称值即可视为时基扫描速度。

6. 垂直移位电位器 用以调节屏幕上光点或信号波形在垂直方向上的位置，顺时针方向转动，光点或信号波形向上移，反之向下移。

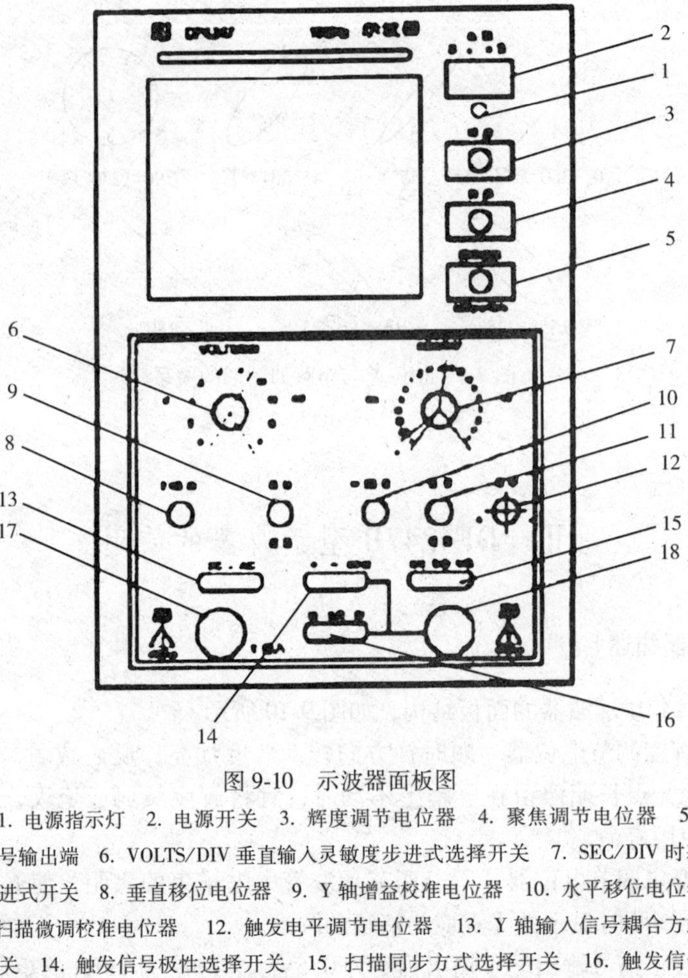

图 9-10 示波器面板图

1. 电源指示灯 2. 电源开关 3. 辉度调节电位器 4. 聚焦调节电位器 5. 校正信号输出端 6. VOLTS/DIV 垂直输入灵敏度步进式选择开关 7. SEC/DIV 时基扫速步进式开关 8. 垂直移位电位器 9. Y 轴增益校准电位器 10. 水平移位电位器 11. 扫描微调校准电位器 12. 触发电平调节电位器 13. Y 轴输入信号耦合方式选择开关 14. 触发信号极性选择开关 15. 扫描同步方式选择开关 16. 触发信号源选择开关 17. Y 轴信号输入高频插座 18. X 轴、外触发信号输入高频插座

7. Y 轴增益校准电位器 用以连续改变垂直放大器的增益，当“微调”旋钮顺时针旋足，即处于“标准”位置，增益最大。其微调范围大于 2.5 倍。

8. 水平移位电位器 用于调节屏幕上光点或信号波形在水平方向上的位置，顺时针方向移动，光点或信号波形向右移，反之向左移。

9. 扫描微调校准电位器 用于连续调节时基扫描速度，当“微调”旋钮顺时针旋足，即处于“标准”位置，扫速位于快端。其微调范围大于2.5倍。

10. 触发电平调节电位器 用于调节被测信号在某一电平触发扫描，使被测信号稳定同步地显示在示波管屏幕上。

11. Y轴输入信号耦合方式选择开关 耦合方式分AC（交流）、⊥（接地）、DC（直流）三种。

12. 触发信号极性选择开关 用于选择触发信号的上升（当开关置于“+”时）或下降（当开关置于“-”时）部分触发扫描电路，促使扫描启动。当开关置于“EXT”时，使“X外触发”输入高频插座成为水平信号的输入端。

13. 扫描同步方式选择开关

（1）自动（AUTO） 当无触发信号时，屏幕上显示扫描光迹，一旦有触发信号输入，电路自动转换为触发扫描状态，调节触发电平电位器可使波形稳定显示在屏幕上，此方式是观察频率在20Hz以上信号常用的一种方式。

（2）常态（NORM） 无信号输入时，屏幕上只有光点显示，有信号输入时，触发电平调节在合适的位置上，电路被触发扫描，当被测频率在20Hz以下时，须选择此方式。

（3）电视场（TV） 当观测电视信号时，选择此方式，使信号与场频同步。

14. 触发信号源选择开关 当开关位于“内”时，触发信号取自垂直放大器的被测信号；当开关位于“外”时，触发信号取自“X外触发”高频插座中输入的外加信号，它与垂直被测信号应具有相应的时间关系；当开关位于“电源”时，触发信号取自工频交流电源信号。

15. Y轴信号输入高频插座 垂直放大系统的输入端。

16. X轴、外触发信号输入高频插座 水平信号或外触发信号输入端。

[实验步骤]

一、调节示波器，观察正弦波波形

首先观察示波器面板上各旋钮，熟悉它们的名称、作用和使用方法。然后观察“辉度”、“垂直输入灵敏度步进式选择开关”、“时基扫速步进式开关”、“Y轴增益校准电位器”、“扫描微调校准电位器”等旋钮是否放置在最小位置。若上述旋钮不在最小位置，则要求沿逆时针旋至最小位置，并将扫描同步方式选择开关旋至“自动”档。

1. 了解示波器所用的电源电压，插上电源，经预热 10 分钟后，仪器即可正常工作。

2. 调节“辉度”与“聚焦”，使屏上出现清晰的小亮点为止。注意亮度要适中，此步骤要迅速，调节好后随之使亮度减小，以免由于亮度过大或亮斑集中于一点的时间过长而灼烧荧光屏。

3. 调节“垂直移位”、“ 水平移位”，使亮点位置居中。

4. 把“触发信号极性选择开关”拨向“+”，使亮点展为一水平线。再调节“时基扫速步进式开关”、“ 水平移位电位器”，使亮线的长短合适，位置居中。

5. 将试验电压加在 Y 轴输入上，则交流电自动与 Y 轴输入连接，适当调节“VOLTS/DIV”开关，则可见交流电的波形。或将电源变压器 6. 3V 端接于示波器的“Y 轴信号输入高频插座”，然后接通变压器电源，分别调节“VOLTS/DIV”开关，“扫描微调校准电位器”，使荧光屏上呈现稳定的大小适当的正弦波形。若图形不稳定，可把“触发信号极性选择开关”调到“+”或“-”并调节“Y 轴增益校准电位器”使图形稳定。把交流电的正弦波形描绘下来。

二、观察与测量

观察阻尼波波形和晶体二极管的伏安特性曲线的方法，以及信号频率与信号相位差的测量方法，都与 SB-10 型示波器相同。

[思考题]

1. 简要说明示波器原理及各旋钮作用。
2. 为什么屏上亮点不宜过亮，且不宜长时间停留在一个位置上？
3. 如果示波器良好，在正常工作时，屏上仍无亮点，应怎样调节才能找到亮点？
4. 待测正弦电压输入示波器后，图形杂乱或不稳定，应如何调节才能使图形清晰稳定？

实验 10　超声声速的测定

[实验目的]

1. 了解超声波的发射和接收及换能器的原理和功能。
2. 理解掌握用共振干涉法、相位比较法和时差法测声速的原理和技术。
3. 进一步熟悉示波器和信号源的使用方法。
4. 学会用逐差法处理数据。

[仪器与器材]

1. SV-DH-7A 型声速测定仪，可用于气体、液体和固体中的声速测定。SVX-7 声速测定仪信号源（频率 50Hz~50KHz，带时差法测量脉冲信号源）。
2. 双踪示波器。
3. 固体介质棒材等。

[仪器描述]

SV-DH-7A 型声速测试仪是由声速测试器信号源和声速测试架二个部分组成，见图 10-1 和图 10-2。

信号源调节旋钮的作用：

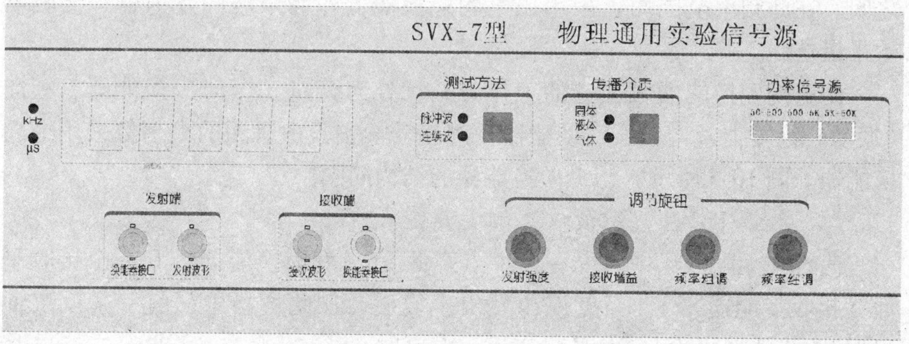

图 10-1　SVX-7 声速测试仪信号源面板

信号频率：用于调节输出信号的频率。

发射强度：用于调节输出信号、电功率（输出电压）。

接收增益：用于调节仪器内部的接收增益。

将声速测试架、信号源和双踪示波器按图 10-7 连接即可进行实验。

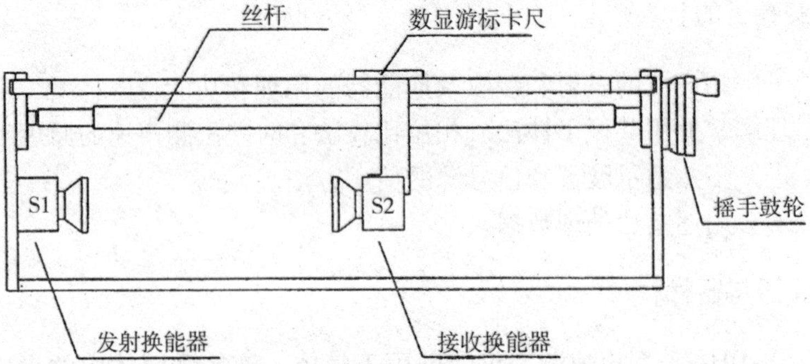

图 10-2　声速测试架外形示意图

[实验原理]

一、超声波与压电陶瓷换能器

频率 20Hz~20kHz 的机械振动在弹性介质中传播形成声波，高于 20kHz 称为超声波，超声波的传播速度就是声波的传播速度，而超声波具有波长短，易于定向发射等优点，声速实验所采用的声波频率一般都在 20~60kHz 之间。在此频率范围内，采用压电陶瓷换能器作为声波的发射器、接收器效果最佳。

压电陶瓷换能器根据它的工作方式，分为纵向（振动）换能器、径向（振动）换能器及弯曲振动换能器。声速教学实验中所用的大多数采用纵向换能器。图 10-3 所示，为纵向换能器的结构简图。

二、共振干涉法（驻波法）测量声速

假设在无限声场中，仅有一个点声源 S1（发射换能器）和一个接收平面（接收换能器 S2）。当点声源发出声波后，在此声场中只有一个反射面（即接收换能器平面），并且只产生一次反射。

在上述假设条件下，发射波 $y_1=A\cos(\omega t+2\pi x/\lambda)$。在 S2 处产生反射，反射波 $y_2=A_1\cos(\omega t+2\pi x/\lambda)$，信号相位与 y_1 相反，幅度 $A_1<A$。y_1 与

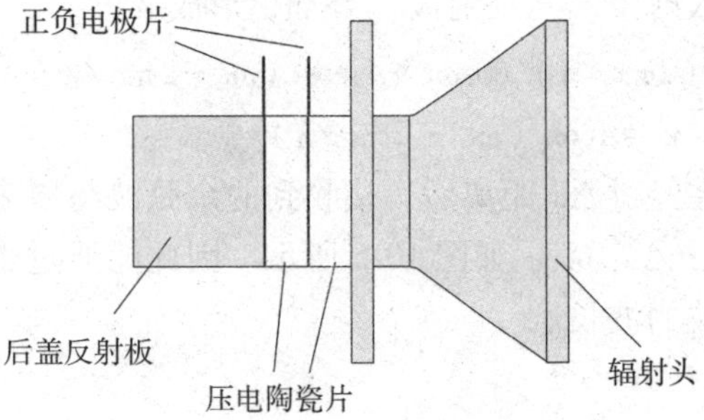

图 10-3　纵向换能器的结构简图

y_2在反射平面相交叠加，合成波束 y_3

$$y_3=y_1+y_2=(A_1+A_2)\cos(\omega t-2\pi x/\lambda)+A_1\cos(\omega t+2\pi x/\lambda)$$
$$=A_1\cos(2\pi x/\lambda)\cos\omega t+A_2\cos(\omega t-2\pi x/\lambda)$$

由此可见，合成后的波束 y_3在幅度上，具有随 $\cos(2\pi x/\lambda)$ 呈周期变化的特性；在相位上，具有随 $(2\pi x/\lambda)$ 呈周期变化的特性。

图 10-4 所示波形显示了叠加后的声波幅度，随距离按 $\cos(2\pi x/\lambda)$ 变化的特征。

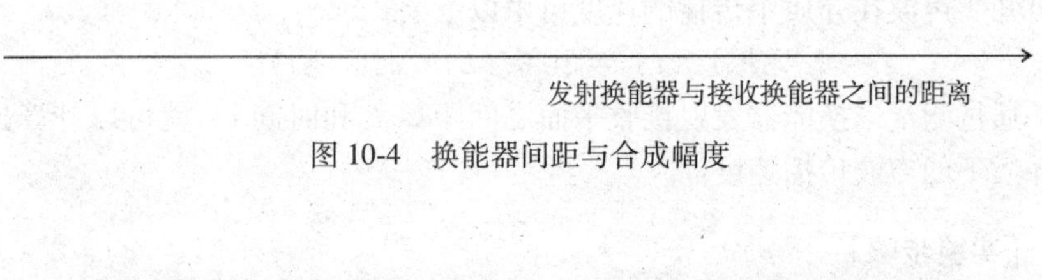

图 10-4　换能器间距与合成幅度

在连续多次测量相隔半波长的 S2 的位置变化及声波频率 f 以后，我们可运用测量数据计算出声速，用逐差法处理测量的数据。

三、相位法测量原理

由前述可知入射波 y_1 与反射波 y_2 叠加，形成波束 y_3

即 $y_3=A_1\cos(2\pi x/\lambda)\cos\omega t+A_2\cos(\omega t-2\pi x/\lambda)$

即对于波束：$y_1=A\cos(\omega t-2\pi x/\lambda)$

由此可见，在经过 Δx 距离后，接收到的余弦波与原来位置处的相位差（相移）为 $\theta=2\pi\Delta x/\lambda$。如图 10-5 所示。因此能通过示波器，用李萨如图法观察测出声波的波长。

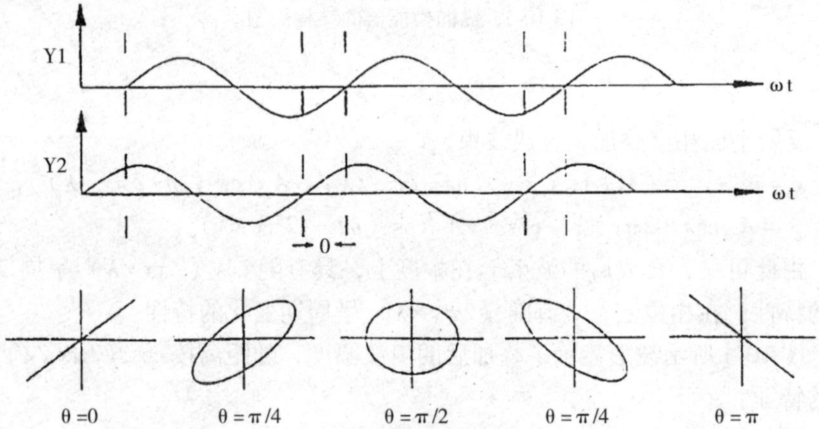

图 10-5　用李萨如图观察相位变化

四、时差法测量原理

如图 10-6 所示，连续波经脉冲调制后由发射换能器发射至被测介质中，声波在介质中传播，经过 t 时间后，到达 L 距离处的接收换能器。由运动定律可知，声波在介质中传播的速度可由以下公式求出：

$$速度(v)=距离(L)/时间(t)$$

通过测量二换能器发射接收平面之间距离 L 和时间 t，就可以计算出当前介质下的声波传播速度。

［实验步骤］

一、准备工作

仪器在使用之前，加电开机预热 15min。在接通市电后，自动工作在连续波方式，选择的介质为空气的初始状态。

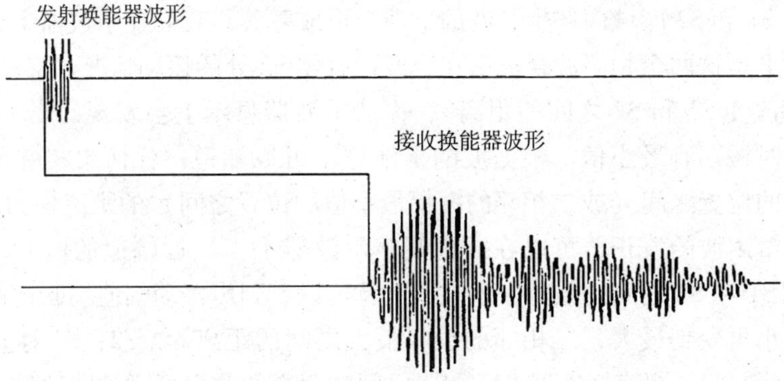

图 10-6　发射波与接收波

二、驻波法测量声速

1. 测量装置的连接

实验装置按图 10-7 所示，图中 S1 和 S2 为压电陶瓷换能器。S1 作为声波发射器，它由信号源供给频率为数十千赫的交流电信号，由逆压电效应发出一平面超声波；而 S2 则作为声波的接收器，压电效应将接收到的声压转换成电信号。将它输入示波器，我们就可看到一组由声压信号产生的正弦波形。由于 S2 在接收声波的同时还能反射一部分超声波，接收的声波、发射的声波振幅虽有差异，但二者周期相同且在同一线上沿相反方向传播，

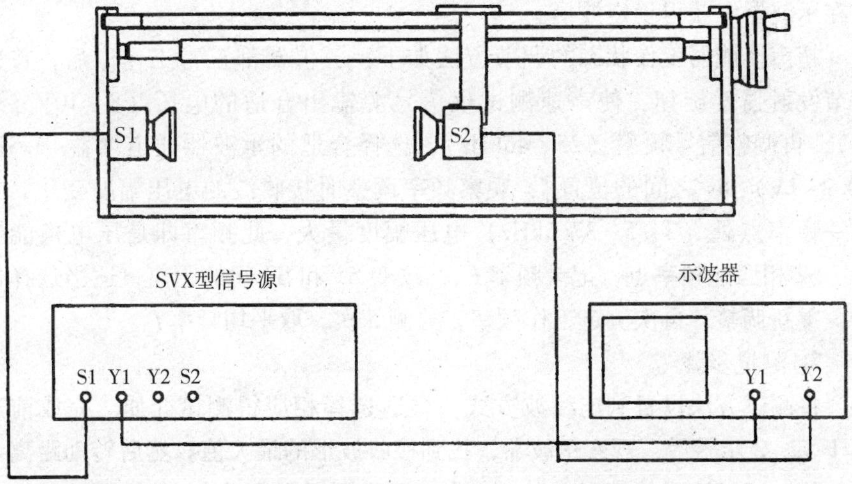

图 10-7　驻波法、相位法连线图

二者在S1和S2区域内产生了波的干涉，形成驻波。我们在示波器上观察到的实际上是这两个相干波合成后在声波接收器S2处的振动情况。移动S2位置（即改变S1和S2之间的距离），你从示波器显示上会发现，当S2在某处位置时振幅有最小值。根据波的干涉理论可以知道：任何二相邻的振幅最大值的位置之间（或二相邻的振幅最小值的位置之间）的距离均为$\lambda/2$。为了测量声波的波长，可以在一边观察示波器上声压振幅值的同时，缓慢的改变S1和S2之间的距离。示波器上就可以看到声振动幅值不断地由最大变到最小再变到最大，二相邻的振幅最大之间的距离为$\lambda/2$；S2移动过的距离亦为$\lambda/2$。超声换能器S2至S1之间的距离的改变可通过转动鼓轮来实现，而超声波的频率又可由声速测试仪信号源频率显示窗口直接读出。

信号源面板上的发射端换能器接口（S1），用于输出一定频率的功率信号，请接至测试架的发射换能器（S1）；信号源面板上的发射端的发射波形Y1，请接至双踪示波器的CH1（Y1），用于观察发射波形；接收换能器（S2）的输出接至示波器的CH2（Y2）。

2. 测定压电陶瓷换能器的最佳工作点

只有当换能器S1的发射面和S2的接收面保持平行时才有较好的接收效果；为了得到较清晰的接收波形，应将外加的驱动信号频率调节到换能器S1、S2的谐振频率点处时，才能较好的进行声能与电能的相互转换（实际上有一个小的通频带），以得到较好的实验效果。按照调节到压电陶瓷换能器谐振点处的信号频率，估计一下示波器的扫描时基t/div，并进行调节，使在示波器上获得稳定波形。

超声换能器工作状态的调节方法如下：各仪器都正常工作以后，首先调节发射强度旋钮，使声速测试仪信号源输出合适的电压（$8 \sim 10V_{P-P}$之间），再调整信号频率（25～45kHz），选择合适的示波器通道增益［一般（0.2～1V）div之间的位置］，观察频率调整时接收波的电压幅度变化，在某一频率点处（34.5～37.5kHz）电压幅度最大，此频率即是压电换能器S1、S2相匹配频率点，记录频率F_N，改变S1和S2间的距离，适当选择位置，重新调整，再次测定工作频率，共测5次，取平均频率f。

3. 测量步骤

将测试方法设置到连续波方式，合适选择相应得测试介质。完成前述2.1、2.2步骤后，观察示波器，找到接收波形的最大值。然后转动距离调节鼓轮，这时波形的幅度会发生变化，记录下幅度为最大时的距离L_{i-1}，距离由数显尺（数显尺原理说明见附录2）或在机械刻度上读出，再向前或者向后（必须是一个方向）移动距离，当接收波经变小后再到最大时，记录下此时的距离 L_i，则波长 $\lambda_i=2\mid L_i-L_{i-1}\mid$，多次测定用逐差法处理数据。

三、相位法/李萨如图法测量波长的步骤

将测试方法设置到连续波方式，合适选择相应的测试介质。完成前述2. 1、2. 2 步骤后，将示波器打到“X-Y”方式，并选择合适的通道增益。转动距离调节鼓轮，观察波形为一定角度的斜线，记录下此时的距离 L_{i-1}；距离由数显尺（数显尺原理说明见附录2）或机械刻度尺上读出，再向前或者向后（必须是一个方向）移动距离，使观察到的波形又回到前面所说的特定角度的斜线，记录下此时的距离 L_i。即有：波长 $\lambda_i=\mid L_i-L_{i-1}\mid$。

四、干涉法/相位法测量数据处理

已知波长 λ_i 和频率 f_i（频率由声速测试仪信号源频率显示窗口直接读出），则声速 $C_i=\lambda_i\times f_i$。

因声速还与介质温度有关，所以必要时请记下介质温度 t℃。

五、时差法测量声速步骤

按图 10-8 所示，进行接线。将测试方法设置到脉冲波方式，并选择相应的测试介质。将 S1 和 S2 之间的距离调到一定距离（大于 80mm），再调节接收增益（一般取较小的幅度），使显示的时间差值读数稳定，此时仪器内置的计时器工作在最佳状态。然后记录此时的距离值和信号源计时器显示的时间值 L_{i-1}、t_{i-1}。移动 S2，如果计时器读数有跳字，则微调（距离增

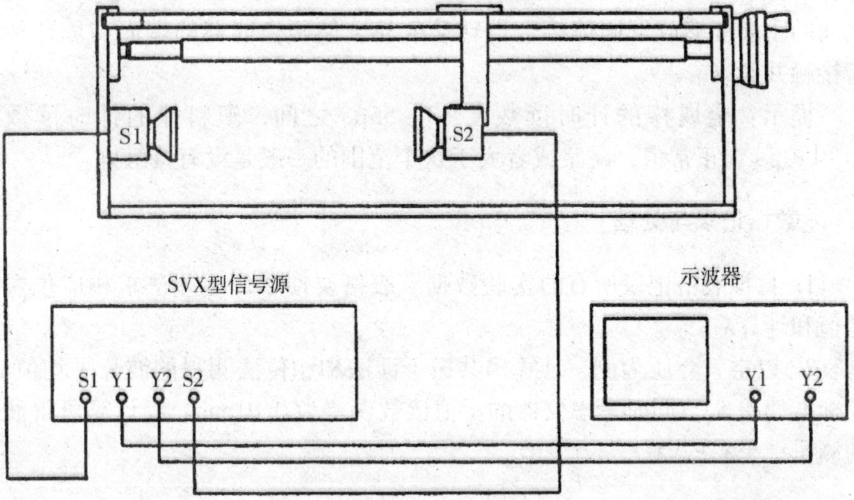

图 10-8 时差法测量声速接线图

大时，顺时针调节；距离减小时，逆时针调节）接收增益，使计时器读数连续准确变化。记录下这时的距离值和显示的时间值 L_i、t_i。则声速 $C_i=(L_i-L_{i-1})/(t_i-t_{i-1})$。

当使用液体为介质测试声速时，先在测试槽中注入液体，直至把换能器完全浸没，但不能超过液面线。然后将信号源面板上的介质选择键切换至“液体”，即可进行测试，步骤相同。

六、固体介质中的声速测量

在固体中传播的声波是很复杂的，它包括纵波、横波、扭转波、弯曲波、表面波等，而且各种声速都与固体棒的形状有关。金属棒一般为各向异性结晶体，沿任何方向可有三种波传播，只在特殊情况下为纵波。

固体介质中的声速测量需另配专用的 SVG 固体测量装置，用时差法进行测量。

实验提供两种测试介质：塑料棒和铝棒。每种材料有长、中、短三根样品，塑料棒的长度分别为 160mm、120mm、80mm；金属棒的长度分别为 180mm、130mm、80mm。对于每种材料的固体棒，只需测两根样品，即可按上面的方法算出声速：

$$C_i=(L_i-L_{i-1})/(t_i-t_{i-1})$$

测量时，按图 8 接线。为了得到准确的测量结果，测量时需要在固体棒两端面上涂上适量的耦合剂，使其接触良好。

将接收增益调到适当位置（一般为最大位置），以计时器不跳字为好。介质选择为“固体”。将固体棒放在专用支架上，转动鼓轮，使两个换能器之间的距离能够放下固体棒，再转动鼓轮，使两换能器的端面与固体棒紧密接触并对准。

提示：金属棒的计时读数在 33~55μs 之间，塑料棒的计时读数在 55~110μs 为正常值，跳字或者大于这个范围的一般是没有接触好。

[数据记录与处理]

1. 自拟表格记录所有的实验数据，表格要便于用逐差法求相应位置的差值和计算λ 。

2. 以空气介质为例，计算出共振干涉法和相位法测得的波长平均值λ ，及标准偏差 S_λ，同时考虑仪器的示值读数误差为 0. 01mm。经计算可得波长的测量结果$\lambda\pm\Delta\lambda$ 。

3. 按理论值公式 $V_s=V_0\sqrt{\dfrac{T}{T_0}}$ ，算出理论值 V_S。

式中 $V_0=331.45\text{m/s}$ 为 $T_0=273.15\text{K}$ 时的声速，$T=(t+273.15)$ K。

或按经验公式 $V=(331.45+0.59t)$ m/s，计算 V。t 为介质温度（℃）。

4. 计算出通过二种方法测量的 V 以及 ΔV 值，其中 $\Delta V=V-V_S$。

将实验结果与理论值比较，计算百分比误差。分析误差产生的原因。可写为在室温为______℃时，用共振干涉法（相位法）测得超声波在空气中的传播速度为 $V=$______±______m/s，$\delta=\dfrac{\Delta V}{VS}=$______%

5. 列表记录用时差法测量塑料棒及金属棒的实验数据。

（1）三根相同材质，但不同长度待测棒的长度。

（2）每根测试棒所测得相对应的时间。

（3）用逐差法求相应的差值，然后计算出声速，并与理论声速传播测量参数进行比较，并计算百分误差。

6. 声速测量值与公认值比较

（1）空气中声速，按理论值公式 $Vs=V_0\sqrt{\dfrac{T}{T_0}}$，求得 V_S。式中 $V_0=331.45\text{m/s}$ 为 $T_0=273.15\text{K}$ 时的声速，$T=(t+273.15)$ K。或按经验公式 $V=(331.45+0.59t)$ m/s，计算 V。t 为介质温度（℃）。

（2）液体中的声速

介质	温度（℃）	声波速度（m/s）
海水	17	1510~1550
普通水	25	1497
菜籽油	30.8	1450
变压器油	32.5	1425

（3）固体中的纵波声速

铝：$C_{棒}=5150\text{m/s}$，　$C_{块}=6300\text{m/s}$

铜：$C_{棒}=3700\text{m/s}$，　$C_{块}=5000\text{m/s}$

钢：$C_{棒}=5050\text{m/s}$，　$C_{块}=6100\text{m/s}$

玻　璃：$C_{棒}=5200\text{m/s}$，　$C_{块}=5600\text{m/s}$

硬塑料：$C_{棒}=1500\sim2200\text{m/s}$，$C_{块}=2000\sim2600\text{m/s}$

注：以上数据仅供参考。由于介质的材料成分和温度的不同，实

际测得的声速范围可能会较大。

［注意事项］

1. 使用时，应避免声速测试仪信号源的功率输出端短路。

2. 在液体（水）作为传播介质测量时，应避免液体接触到其他金属件，以免金属物件被腐蚀。每次使用完毕后，用干燥清洁的抹布将测试架及螺杆清洁干净。

3. 严禁将液体（水）滴到数显尺杆和数显表头内，如果不慎将液体（水）滴到数显尺杆和数显表头上，请用60℃以下的温度将其烘干，即可使用。

4. 声速信号源在开机或受到外部强磁场干扰时，有时会产生死机。此时请按后面板左侧复位按钮键，进行复位。

5. SV-DH-5、SV-DH-5A，SV-DH-7、SV-DH-7A型测试架体带有有机玻璃，容易破碎，使用时应谨慎，以防止发生意外。

6. 数显尺电池使用寿命为6至8个月，过了使用期后请更换电池。

7. 仪器不使用时，应存放空气温度在0~35℃的室内架子上；架子离地高度大于100mm；仪器应在清洁干净的场所使用，避免阳光直接暴晒和剧烈颠震。

8. 本仪器的保修期为一年。

［思考题］

1. 声速测量中共振干涉法、相位法、时差法有何异同？

2. 为什么要在谐振频率条件下进行声速测量？如何调节和判断测量系统是否处于谐振状态？

3. 为什么发射换能器的发射面与接收换能器的接收面要保持互相平行？

4. 声音在不同介质中传播有何区别？声速为什么会不同？

附录1　简析三种测试声速的方法

一、驻波法（共振干涉法）

由测试架上发射换能器发射出的声波经介质传播到接收换能器时，在接收换能器表面（是一个平面）产生反射。此时反射波与入射波在换能器表面叠加，叠加后的波形具有驻波特性。从声波理论可知，当二个声波幅度相同，方向相反进行传播时，在它们的相交处进行声波干涉现象，出现驻波。而声强在波幅处最小，在波节处最大。所以调节接收换能器的位置，通过示波器看到的波形幅度也随位置的变化而出现起伏，因为是靠目测幅度的变化来知道它的波长，所以难以得到很精确的结果。特别是在液体中传播，由于声波在液体中衰减较小，发射出的声波在很多因素影响下产生多次反射叠加，在接收换能器表面已经是多个回波的叠加（混响），叠加后的波形的驻波特征较为复杂，并不是根据单纯的两束波叠加来观察它的幅度变化，来求出波长。因此用通常的两束波叠加的公式来求速度，其精确性大为下降，导致测量结果不确定性的增大。通过在测试槽中的左、中、右三处进行测量，可以明确看出用通常的计算公式，在不同的地方计算得到的声速是不一样的。

二、相位比较法（李萨如图法）

声速在传播途中的各个点的相位是不同的，当发射点与接收点的距离变化时，二者的相位差也变化了。通过示波器用李萨如图法进行波长的测量。与驻波法相同的是都是目测波形的变化来求它的波长，同样测量结果存在着一定的不确定性。同样因为声波在液体中传播存在着多个回波的干涉影响，从而导致测量结果的不确定性的增大。

三、时差法

在实际工程中，时差法测量声速得到广泛的应用。时差法测试声速的基本原理是基于速度（V）= 距离（S）/时间（T），通过在已知的距离内计测声波传播的时间；从而计算出声波的传播速度，在一定的距离之间 由控制电路定时发出一个声脉冲波，经过一段距离的传播后到达接收换能器。接收到的信号经放大，滤波后由高精度计时电路求出声波从发出到接收这个在介质传播中经过的时间，从而计算出在某一介质中的传播速度。只因为不用目测的方法，而由仪器本身来计测，所以其测量精度相对于前面两种方法要高。同样在液体中传播时，由于只检测首先到达的声波的时间，而与其他回波无关，这样回波的影响可以忽略不计，因此测量的结果较为准确，所以工程中往往采用时差法来测量。

综上所述，通过分析三种测量方法，我们得出了用驻波法和相位法这两种方法测量声速，存在相对较大的测量误差，建议学生带着比对、加深印象的目的使用这三种方法进行测量声速，并对三种方法的优点、缺点进行比较。若课时允许，建议学生对水中用相位法、驻波法测量误差的原因，从声传播过程中混响现象出发展开讨论和分析，进一步了解声波在不同介质当中传播的知识。

附录2 数显容栅尺说明

电容位移测量装置包括一个可相对于测量装置纵向移动的带状标尺(10)，测量装置内有几组电极（22至25)，通过线路（27）与电子装置连接。带尺由金属制成，上面具有许多等间隔的矩形窗孔（11)。带尺（10）与发射电极相对的接收电极（29）一起构成差动电容器，用来完成电容位移测量。

电容位移测量装置，包括一带状标尺和一测量装置，测量装置上有一系列的发射电极和含一个或多个接收电极的传感器，其位置可由差动电容传感器确定。把大测量极板分成数个小测量极板，这样由于转换功能的精度不够所造成的转换误差不会损害传感器的精度。

因此，误差为千分之一的不精确度相当于一米测量极板有一毫米的误差。另一方面，如果测量极板是一毫米的标尺则其转换误差只有一微米。如补偿分度方面的误差，通过几个刻度同时进行测量比较有利。在此情况下，几个顺次排列的基本电容就构成单个的或差动的电容。

为此，该测量装置的标尺由导电带尺构成，其上有数个间隔相等的窗口，带尺通过测量极板时，这些窗口与几个由基本电容器组成的电极一起，构成差动电容。此电容可变，它是带尺与测量极板相对位置的函数。

由于这些特点，这样的标尺结构很简单，然而在测量精度方面有一些优异性能。另一个优点就是带尺可在其弹性极限内拉长，这就有可能调整其长短，该带尺还可以接地，因此它不需任何电的连接。

如图1和图2所示，该装置包括一个由金属带10构成的标尺和一个测量装置20。带尺10上有间隔相等的矩形窗孔11，相邻窗孔的中心轴线之间的距离设定为T，测量装置2。

带尺10安排在面21和28之间，发射电极的涂敷面（图3所示）包含2N整数倍的电极。在图中所示情况下2N=4。

在本例中，如电极22，23，24，25之间的距离为T，则T/2N为T/4。所以对带尺10窗孔中心轴线之间的距离值T，计数2N的话，即四个电极。在本例中各电极通过线27与电子装置连接，成为N个电极。从电的观点

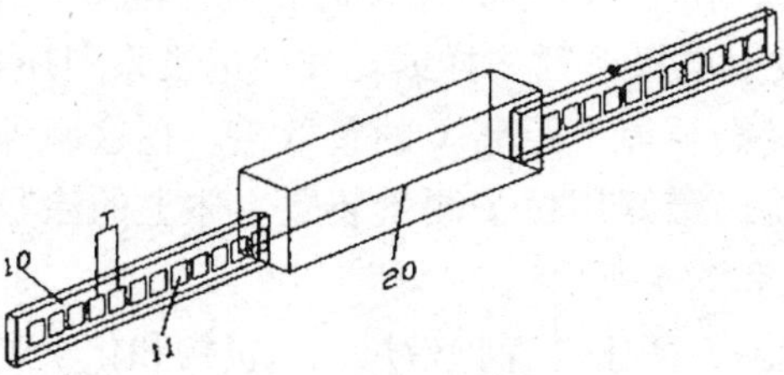

图1

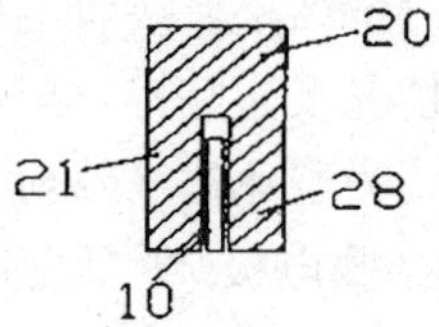

图2

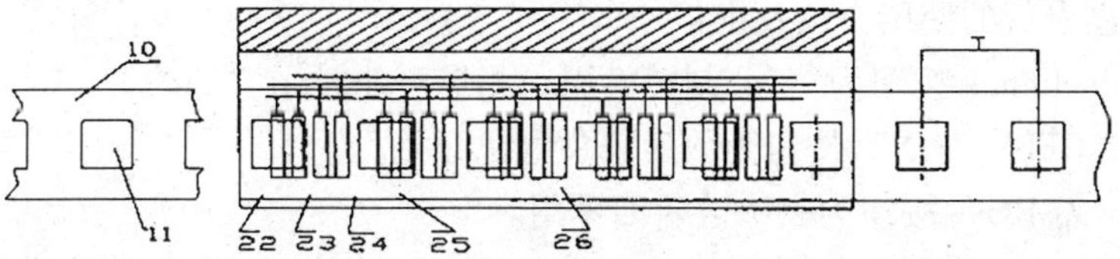

图3

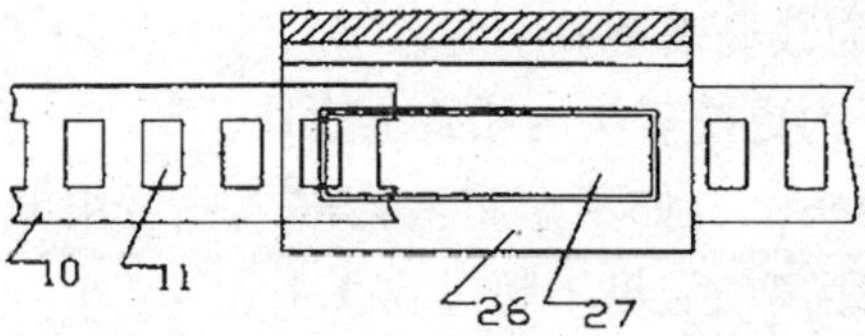

图4

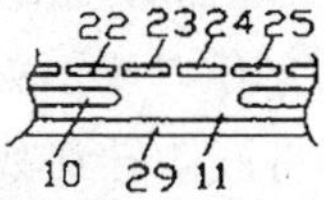

图5

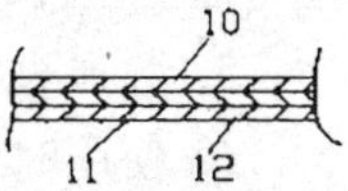

图6

图 1：标尺和测量装置的透视图

图 2：沿标尺垂直方向的剖面图

图 3：展示出发射电极的该测量装置的纵向剖面图

图 4：展示出接收电极的剖面

图 5：以示意图说明电极的排列图

图 6：带介质零件的测量装置的剖面图

看，两个电极构成差动电容器极，另一级 N 个电极构成此差动电容器的第二电极。差动电容器的共用板是由接收电极 29 上位置与窗孔 11 相对应的部分构成（图 5 所示）。

因此，测量装置 20 的电极一带尺 10 的窗孔 11 组成一系列的差动电容器，它们按顺序连接以形成一个差动电容器。差动电容的变化与带尺的位移成比例，如果带尺的移动超过了规定值，电气装置就把发送电极的供电窜过一个电极来。

从电的观点看，刻度变化的方式是由 N 个电极形成的极板以 T/2N 的极数来跟随带尺 10 的窗孔 11 的位移，在本例中即以 T/4 的级数，这样可给出近似测量结果。接收电极必须与发射电极系列一样或比发射电极系列还长。在此情况下，整排发射电极的长度必须等于距离 T 的整数倍。在这两种情况下，为避免边缘效应和外部干扰，最好用位于测量装置主体上的涂敷面 29 将接收电极 29 围绕起来（图 3 和图 4 所示）。

为了不让杂质落到带尺 10 的窗孔 11 上并保护带尺，从机构和化学观点来看，可用图 6 所示之聚四氟乙烯制成。保护层不会影响这些装置的功能。

数显表头的使用方法及维护

1. inch/mm 按钮为英/公制转换用，测量声速时用“mm”。

2.“OFF”“ON”按钮为数显表头电源开关。

3.“ZERO”按钮为表头数字回零用。

4. 数显表头在标尺范围内，接收换能器处于任意位置都可设置“0”位。摇动丝杆，接收换能器移动的距离为数显表头显示的数字。

5. 数显表头右下方有“▼”处打开为更换表头内扣式电池处。

6. 使用时，严禁将液体淋到数显表头上，如不慎将液体淋入，可用电吹风吹干（电吹风用低档，并保持一定距离使温度不超过 60℃）。

7. 数显表头与数显杆尺的配合极其精确，应避免剧烈的冲击和重压。

8. 仪器使用完毕后，应关掉数显表头的电源，以免不必要的消耗电池。

实验 11　迈克尔逊干涉仪

[实验目的]

1. 了解迈克尔逊干涉仪的干涉原理和迈克尔逊干涉仪的结构，学习其调节方法。

2. 调节观察干涉条纹，测量激光的波长。

3. 测量钠双线的波长差。

4. 练习用逐差法处理实验数据。

[仪器与器材]

迈克尔逊干涉仪、钠灯、针孔屏、毛玻璃屏、多束光纤激光源（HNL 55700）。

[实验原理]

一、迈克尔逊干涉仪

光的干涉是重要的光学现象之一，是光的波动性的重要实验依据。两列频率相同、振动方向相同和相位差恒定的相干光在空间相交区域将会发生相互加强或减弱现象，即光的干涉现象。可见光的波长虽然很短（$4\times10^{-7}\sim8\times10^{-7}$m），但干涉条纹的间距和条纹数却很容易用光学仪器测得。根据干涉条纹数目和间距的变化与光程差、波长等的关系式，可以推出微小长度变化（光波波长数量级）和微小角度变化等，因此干涉现象在照相技术、测量技术等领域有着广泛的应用。相干光源的获取除用激光外，在实验室中一般是将同一光源采用分波阵面或分振幅两种方法获得，并使其在空间经不同路径会合后产生干涉。

迈克尔逊干涉仪是 1883 年美国物理学家迈克尔逊和莫雷合作，为研究“以太”漂移而设计制造出来的精密光学仪器。它是利用分振幅法产生双光束以实现干涉。在近代物理和近代计量技术中，如在光谱线精细结构的研究和用光波标定标准米尺等实验中都有着重要的应用。利用该仪器的原理，研制出多种专用干涉仪。

如图 11-1 所示，是迈克尔逊干涉仪实物图。图 11-2 是迈克尔逊干涉仪的光路示意图，图中 M_1 和 M_2 是在相互垂直的两臂上放置的两个平面反射镜，其中 M_1 是固定的；M_2 由精密丝杆控制，可沿臂轴前后移动，移动的距离由刻度转盘（由粗读、细读刻度盘组合而成）读出。在两臂轴线相交处，有一与两轴成 45°角的平行平面玻璃板 G_1，它的第二个平面上镀有半透（半反射）的银膜，以便将入射光分成振幅接近相等的反射光(1)和透射光(2)，故 G_1 又称为分光板。G_2 也是平行平面玻璃板，与 G_1 平行放置，厚度和折射率均与 G_1 相同。由于它补偿了光线(1)和(2)因穿越 G_1 次数不同而产生的光程差，故称为补偿板。

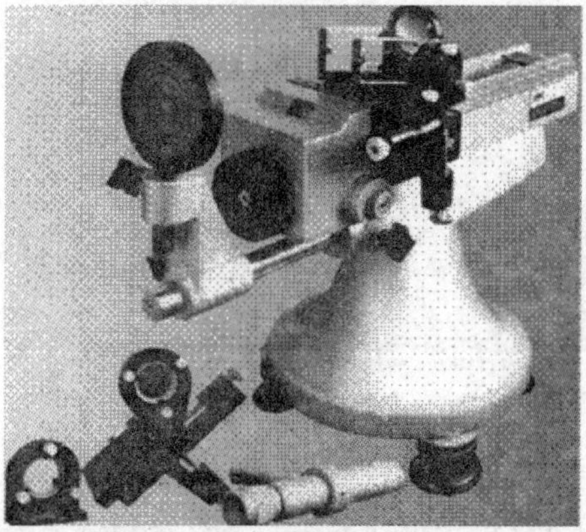

图 11-1　迈克尔逊干涉仪

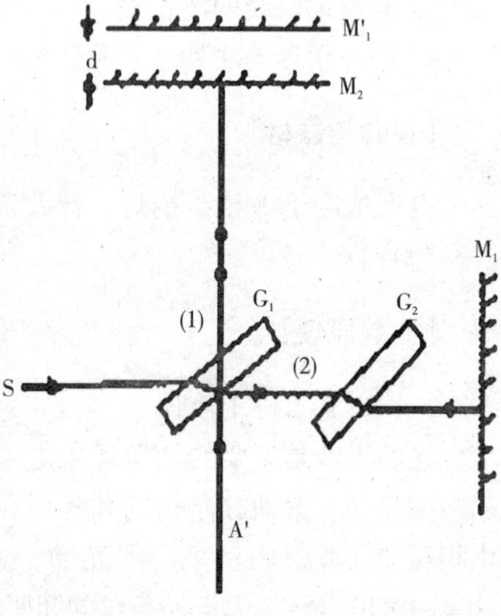

图 11-2　迈克尔逊干涉仪光路示意图

从扩展光源 S 射来的光在 G_1 处分成两部分，反射光(1)经 G_1 反射后向着 M_2 前进，透射光(2)透过 G_1 向着 M_1 前进，这两束光分别在 M_2、M_1 上反射后逆着各自的入射方向返回，最后都到达 E 处。因为这两束光是相干光，因而在 E 处的观察者就能够看到干涉条纹。

由 M_1 反射回来的光波在分光板 G_1 的第二面上反射时，如同平面镜反射一样，使 M_1 在 M_2 附近形成 M_1 的虚像 M_1'，因而光在迈克尔逊干涉仪中自 M_2 和 M_1 的反射相当于自 M_2 和 M_1' 的反射。由此可见，在迈克尔逊干涉仪中所产生的干涉与空气薄膜所产生的干涉是等效的。

当 M_2 和 M_1' 平行时（此时 M_1 和 M_2 严格互相垂直），将观察到环形的等倾干涉条纹。一般情况下，M_1 和 M_2 形成一空气劈尖，因此将观察到近似平行的干涉条纹（等厚干涉条纹）。

二、单色光波长的测定

用波长为 λ 的单色光照明时，迈克尔逊干涉仪所产生的环形等倾干涉条纹的位置取决于相干光束间的光程差，而由 M_2 和 M_1 反射的两列相干光波的光程差（图 11-3）为：

$$\Delta L = 2d\cos\theta \tag{11-1}$$

其中 θ 为反射光⑴在平面镜 M_2 上的入射角。对于第 K 级条纹，则有

$$2d\cos\theta = K\lambda \tag{11-2}$$

当 M_2 和 M_1' 的间距 d 逐渐增大时，对任一级干涉条纹，例如 K 级，必定是以减少 $\cos\theta$ 的值来满足式（11-2）的，故该干涉条纹间距向 θ 变大的方向移动，即向外扩展。这时，观察者将看到条纹好像从中心向外“涌出”，且每当间距 d 增加 $\lambda/2$ 时，就有一个条纹涌出。反之，当间距由大逐渐变小时，最靠近中心的条纹将一个一个地“陷入”中心，且每陷入一个条纹，间距的改变亦为 $\lambda/2$。

因此，当 M_2 镜移动时，若有 N 个条纹陷入中心，则表明 M_2 相对于 M_1' 移近了

$$\Delta d = N\frac{\lambda}{2} \tag{11-3}$$

反之，若有 N 个条纹从中心涌出来时，则表明 M_2 相对于 M_1' 移远了同样的距离。如果精确地测出 M_2 移动的距离 Δd，则可由式（11-3）计算出入射光波的波长。

三、测量钠光的双线波长差 $\Delta\lambda$

钠光两条强谱线的波长分别为 $\lambda_1=589.0\ \text{nm}$ 和 $\lambda_2=589.6\ \text{nm}$，移动 M_2，当两列光波⑴和⑵的光程差恰为 λ_1 的整数倍，而同时又为 λ_2 的半整数倍，即

$$K_1\lambda_1 = \left(K_2 + \frac{1}{2}\right)\lambda_2$$

这时 λ_1 光波生成亮环的地方，恰好是 λ_2 光波生成暗环的地方。如果两列光波的强度相等，则在此处干涉条纹的视见度应为零（即条纹消失）。那么干涉场中相邻的两次视见度为零时，光程差的变化应为

$$\Delta L = K\lambda_1 = (K+1)\lambda_2 \qquad (\text{K 为一较大整数})$$

由此得

$$\lambda_1 - \lambda_2 = \frac{\lambda_2}{K} = \frac{\lambda_1\lambda_2}{\Delta L}$$

于是

$$\Delta\lambda = \lambda_1 - \lambda_2 = \frac{\lambda_1\lambda_2}{\Delta L} = \frac{\lambda^2}{\Delta L}$$

式中 λ 为 λ_1、λ_2 的平均波长。

对于视场中心来说，设 M_2 镜在相继 2 次视见度为零时移动距离为 Δd，则光程差的变化 ΔL 应等于 $2\Delta d$，所以

$$\Delta\lambda = \frac{\lambda^2}{2\Delta d} \qquad (11\text{-}4)$$

对钠光 $\lambda = 589.3\text{nm}$，如果测出在相继 2 次视见度最小时，M_2 镜移动的距离 Δd，就可以由式（11-4）求得钠光 D 双线的波长差。

四、点光源的非定域干涉现象

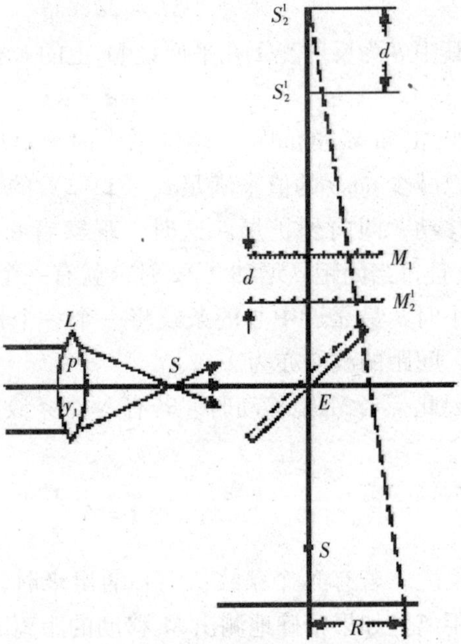

图 11-3　点光源非定域干涉

激光器发出的光，经凸透镜 L 后会聚 S 点。S 点可看作一点光源，经 G_1（G_1未画）、M_1、M_2'的反射，也等效于沿轴向分布的 2 个虚光源 S_1'、S_2'所产生的干涉。因 S_1'、S_2'发出的球面波在相遇空间处处相干，所以观察屏 E 放在不同位置上，可看到不同形状的干涉条纹，故称为非定域干涉。当 E 垂直于轴线时（图 11-3），调整 M_1和 M_2'的方位也可观察到等倾、等厚干涉条纹，其干涉条纹的形成和特点与用钠光照明情况相同，此处不再赘述。

[实验步骤]

一、观察扩展光源的等倾干涉条纹并测波长

1. 点燃钠光灯，使之与分光板 G_1 等高并且位于沿分光板和 M_1 镜的中心线上，转动粗调手轮，使 M_1 镜距分光板 G_1 的中心与 M_2 镜距分光板 G_1 的中心大致相等（拖板上的标志线在主尺 32 cm 位置）。

2. 在光源与分光板 G_1 之间插入针孔板，用眼睛透过 G_1 直视 M_2 镜，可看到 2 组针孔像。细心调节 M_1 镜后面的 3 个调节螺钉，使 2 组针孔像重合，如果难以重合，可略微调节一下 M_2 镜后的 3 个螺钉。当 2 组针孔像完全重合时，就可去掉针孔板，换上毛玻璃，将看到有明暗相间的干涉圆环，若干涉环模糊，可轻轻转动粗调手轮，使 M_2 镜移动一下位置，干涉环就会出现。

3. 再仔细调节 M_1 镜的 2 个拉簧螺丝，直到把干涉环中心调到视场中央，并且使干涉环中心随观察者的眼睛左右、上下移动而移动，但干涉环不发生“涌出”或“陷入”现象，这时观察到的干涉条纹才是严格的等倾干涉。

4. 测钠光 D 双线的平均波长 λ。先调仪器零点，方法是：将微调手轮沿某一方向（如顺时针方向）旋至零，同时注意观察读数窗刻度轮旋转方向；保持刻度轮旋转方向不变，转动粗调手轮，让读数窗口基准线对准某一刻度，使读数窗中的刻度轮与微调手轮的刻度轮相互配合。

5. 始终沿原调零方向，细心转动微调手轮，观察并记录每“涌出”或“陷入”50 个干涉环时 M_2 镜位置，连续记录 6 次。

6. 根据式（11-3），用逐差法求出钠光 D 双线的平均波长，并与标准值进行比较。

二、观察等厚干涉和白光干涉条纹

1. 在等倾干涉基础上，移动 M_2 镜，使干涉环由细密变粗疏，直到整个视场条纹变成等轴双曲线形状时，说明 M_2 与 M_1' 接近重合。细心调节水平式垂直拉簧螺丝，使 M_2 与 M_1' 有一很小夹角，视场中便出现等厚干涉条纹，观察和记录条纹的形状、特点。

2. 用白炽灯照明毛玻璃（钠光灯亮，不要熄灭），细心缓慢地旋转微动手轮，M_2 与 M_1' 达到“零程”时，在 M_2 与 M_1' 的交线附近就会出现彩色条纹。此时可挡住钠光，再非常小心地旋转微调手轮找到中央条纹，记录观察到的条纹形状和颜色分布。

三、测定钠光D双线的波长差

1. 以钠光为光源调出等倾干涉条纹。

2. 移动M_2镜，使视场中心的视见度最小，记录M_2镜的位置；沿原方向继续移动M_2镜，使视场中心的视见度由最小到最大直至又为最小，再记录M_2镜位置，连续测出6个视见度最小时M_2镜位置。

3. 用逐差法求Δd的平均值，计算D双线的波长差。

四、点光源非定域干涉现象观察

方法步骤和数据记录表格自行拟定。

[注意事项]

迈克尔逊干涉仪系精密光学仪器，使用时应注意防尘、防震；不能触摸光学元件光学表面；不要面对仪器说话、咳嗽等；测量时动作要轻、要缓，尽量使身体部位离开实验台面，以防震动。

[思考题]

1. 调节迈克尔逊干涉仪时看到的亮点为什么是两排而不是两个？两排亮点是怎样形成的？

2. 实验中毛玻璃起什么作用？为什么观察钠光等倾干涉条纹时要用通过毛玻璃的光束照明？

3. 调节钠光的干涉条纹时，如已经确定使针孔板的主光点重合，但条纹并未出现，试分析可能产生的原因。

4. 利用钠光的等倾干涉现象测量钠光D双线的平均波长和波长差时，应将等倾条纹调到何种状态，测量时应注意哪些问题？

实验 12　光波波长的测定方法

I　用分光镜测定光谱线的波长

[实验目的]

1. 了解分光镜的构造和使用。
2. 用分光镜观察、测定未知元素光谱的波长，并确定未知元素的名称。
3. 通过对光谱的观察进一步体会原子结构的量子理论。

[仪器与器材]

分光镜、电源、感应圈、照明光源、氢气和氦气放电管、钠光灯。

[实验原理]

分光镜的结构如图 12-1 所示，其主要部分有平行光管 K，棱镜 P，望远镜 T 和标度管 R。

平行光管 K 的一端装有狭缝 S，它的宽度由螺旋调节。S 位于 K 中透镜 L_1 的主焦面上，所以由 S 进来的光线经 L_1 射出时成为平行光束。该光束经棱镜 P 折射到望远镜 T 中，因为棱镜对不同波长的光具有不同的折射率，所以从 P 折射出来的光分成不同颜色的平行光束，经望远镜形成许多条狭缝的像。每一条狭缝像都有一定的波长与其对应。调节望远镜镜筒的长度，亦即调节目镜与物镜之间的距离，并调节狭缝 S 的宽度，就可以在望远镜视场中看到狭缝的像。

标度管 R 的一端装有刻度尺 C，另一端为一凸透镜 L_2，其焦点位于 C 上。在 C 端放一照明光源，调节标度管长度，则可在望远镜视场中央清晰地看到刻度尺的像。如果同时在平行光管的狭缝 S 处放一光源，如钠光灯，就可以在望远镜中同时看到钠的光线与刻度。为了避免外来光线的干扰，可把胶木罩罩在镜台上面，然后观察。

由色散形成的色光按一定次序排列的光带，叫做光谱。光谱可分为两

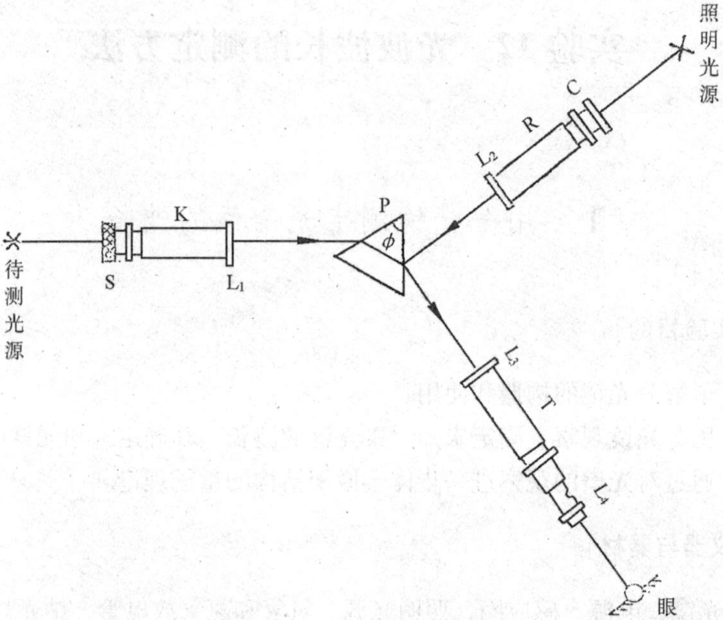

图 12-1　分光镜的结构

类：发射光谱和吸收光谱。

物质的发射光谱与吸收光谱各具特征。利用光谱的特征来判定化学组成，叫光谱定性分析；根据谱线的强弱来判定物质含量的多少，叫光谱定量分析。这在生物物理、分析化学、医学和药学上都有重要应用。本实验为光谱定性分析。首先要把分光镜的标度按波长定标，画出校正曲线。然后利用这曲线测定未知谱线在标度尺上的位置，求出它的波长，从而判定未知光源的化学成分。

［实验步骤］

1. 观察分光镜的构造，了解各部分的名称和作用。

2. 在标度管 R 的 C 端，放置一照明光源，调节望远镜的目镜，从望远镜的视场中可清晰地看到标度尺的像。

3. 把氦气放电管放在狭缝 S 前，管的两端接到感应圈副线圈的两端上，接通电源开关，使感应圈的原线圈通电，则在副线圈的两端产生几千伏特高压的感应电动势，使放电管内的气体放电，产生光谱线。此时从望远镜的视场中可看到氦的主要光谱线。把谱线位置从标度尺上记下来。

4. 作校正曲线：根据附表 7 所给的氦的光谱线的波长，以波长为纵坐标，谱线处的标度数为横坐标，在方格纸上画出校正曲线（注意：所画的曲线应是光滑的）。利用此曲线即可求得未知谱线的波长，从而可确定未知元素，进行光谱的定性分析。

5. 移去氦气放电管，并注意保持标度管的位置不变。把待测波长的光源（纳光灯或氢气放电管），放在狭缝 S 前，依照上法观察谱线，并记下它们相应的标度数，再从校正曲线上求出谱线的波长。

6. 用上述方法求出的未知光源谱线的波长和附表 7 中某些元素的谱线波长相对照，即可判定未知光源的元素名称。

[注意事项]

1. 接通电源后，切勿用手触及感应圈的副线圈或放电管的两电极端。

2. 感应圈和放电管使用时间不能过久，以免损坏。实验做好后，立即断开电源。

3. 三棱镜只能用擦镜纸擦抹，严禁用手揩擦。

4. 照明光源切勿离标度管 R 的刻度尺太近，以免烧坏刻度。

[思考题]

1. 何谓光谱定性分析和定量分析？
2. 为什么同一原子的吸收谱线和它的发射谱线相对应？
3. 各组所得校正曲线能否交换使用，为什么？

Ⅱ　用分光仪测光波波长

[实验目的]

1. 了解分光仪的结构以及各组成部分的作用，掌握分光仪的调节和使用方法。

2. 用衍射光栅测光波波长。

[仪器与器材]

分光仪、衍射光栅、钠光灯、汞灯、白炽灯。

[实验原理]

光栅相当于一组数目很多的等宽、等距、平行排列的狭缝。在图 12-2 中，G 为一透射光栅。设光栅中每条缝宽为 a，相邻缝间不透光部分宽度为 b，则（$a+b$）称为光栅常数。

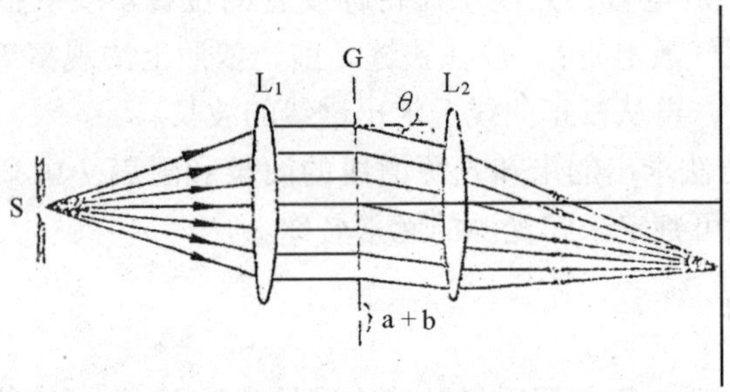

图 12-2 衍射光栅的作用原理

据夫琅和费衍射理论，当平行光垂直射向透射光栅时，通过同一狭缝的光产生衍射现象，而各条狭缝的光，彼此又要产生干涉现象，其干涉和衍射的总效果使屏上出现了光栅的衍射条纹。在屏上产生衍射明条纹的条件为

$$(a+b)\ sin\theta=k\lambda$$

上式称为光栅方程。式中 θ 是衍射角，λ 是入射光波的波长，k 是光谱级（k=0，±1，±2…）。当 $k=0$ 时的明条纹为零级谱线，$k=\pm1$ 时的明条纹为该色光的一级明线，对称地分布在零级谱线的两侧。在光栅常数已知的条件下，若测出某级谱线的衍射角 θ，利用光栅方程就可计算出光波的波长。若用已知波长为 λ 的光进行上述实验，则可测定光栅的光栅常数。

[仪器描述]

分光仪是一种用来观察光谱，测量光谱线衍射角和棱镜顶角、偏向角等的精密光学仪器。本实验用它来测定对应于 k 级光谱线的衍射角 θ，从而测定光波的波长。

一、分光仪总体构造

FGY-01 分光仪由三脚架座、望远镜、载物台、平行光管和读数圆盘五部分组成，其结构图如图 12-3 所示。

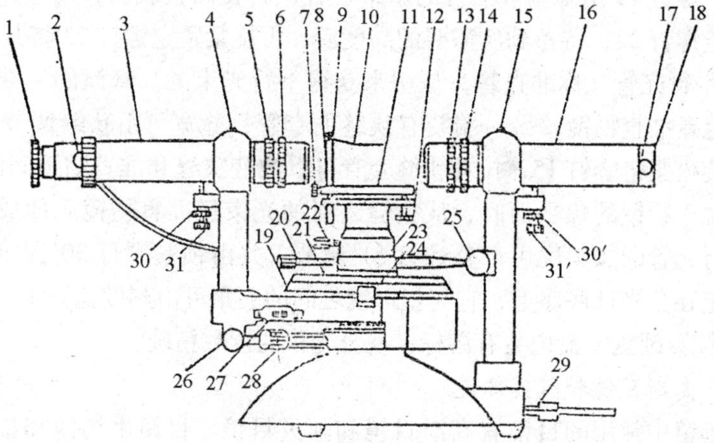

图 12-3　分光计结构图

1. 目镜　2. 照明灯　3. 望远镜筒　4. 望远镜紧定螺钉　5. 望远镜锁紧螺母　6. 望远镜物镜镜头　7. 夹物杆紧固螺钉　8. 夹物杆　9. 夹物弹片紧固螺钉　10. 夹物弹片　11. 载物台　12. 调平螺钉　13. 平行光管物镜镜头　14. 平行光管锁紧螺母 15. 平行光管紧定螺钉　16. 平行光管　17. 狭缝调节螺母　18. 狭缝　19. 游标盘　20. 微调紧定螺钉　21. 刻度盘　22. 载物台紧定螺钉　23. 载物台座　24. 读数照明罩　25. 平行光管微动螺钉　26. 望远镜微动螺钉　27. 双掷开关　28. 望远镜紧定螺钉　29. 电源插头　30、30′. 望远镜和平行光管倾斜度锁紧螺母　31、31′. 望远镜和平行光管倾斜度调整螺钉

1. 三脚架座是分光仪的底座，架座中心有一根竖直方向的转轴，望远镜和读数圆盘可绕该轴转动。

2. 望远镜用来对准平行光束方向观察光谱，它由物镜和目镜组成。在物镜和目镜之间装有叉丝（十字线形状），见图 12-4。叉丝固定在镜筒 2 内，目镜装在筒 2 的一端，并能沿筒 2 前后滑动以改变目镜与叉丝的距离，使叉丝处于目镜的焦平面上。物镜在镜筒 1 的另一端，它是一组消色差透镜。转动物镜螺旋可以改变物镜与叉丝的距离，使叉丝既处于目镜的焦平面上，同时又处于物镜的焦平面上。

望远镜筒下面的调整螺钉 31 可用来调节望远镜的倾斜度，在调整螺钉上的锁紧螺母 30 可用来固定望远镜的倾斜度；紧定螺钉 28 放松后，望远镜可绕竖直轴自由转动，当扭紧螺钉 28 后，可调节微动螺钉 26 使望远镜在小范围内转动。

3. 载物平台是用来放置棱镜、光栅等光学元件的平台。在平台下面有三个调平螺钉 12 用来调节平台的水平位置；若要调整载物台高度，则先要松开紧定螺钉 22，待拉到所需要的高度后，再旋紧紧定螺钉 22 将其固定。

4. 平行光管又称准直管，是用来获得平行光束的。管筒的一端装有复合的消色差准直物镜，另一端装有狭缝的套管，缝宽可由狭缝调节螺母 17 调节；旋松紧定螺钉 15，拉动狭缝套管可以改变狭缝和准直物镜间的距离，当狭缝位于物镜的焦平面时，从狭缝入射的光束经准直物镜后即成平行光束。平行光管的倾斜度由调整螺钉 31′调节，并由锁紧螺母 30′固定。平行光管固定在分光计底座上，它与望远镜之间的夹角可由刻度盘读出。

5. 读数圆盘　盘内装有游标，使分光仪的读数精确。

二、高斯目镜和阿贝目镜

望远镜中常用的目镜有高斯目镜和阿贝目镜。目镜由场镜和接目镜组成。图 12-4a 是高斯目镜，在它的场镜和接目镜间有一片与镜筒成 45 度角的薄平面玻璃片，玻璃片上面有一个十字形的小窗，让光从小窗射入，经玻璃反射，将叉丝照亮。图 12-4b 是阿贝目镜，在目镜和叉丝间装一个反射小三棱镜，光线经小三棱镜反射将叉丝照亮，由目镜望去，叉丝的一部分

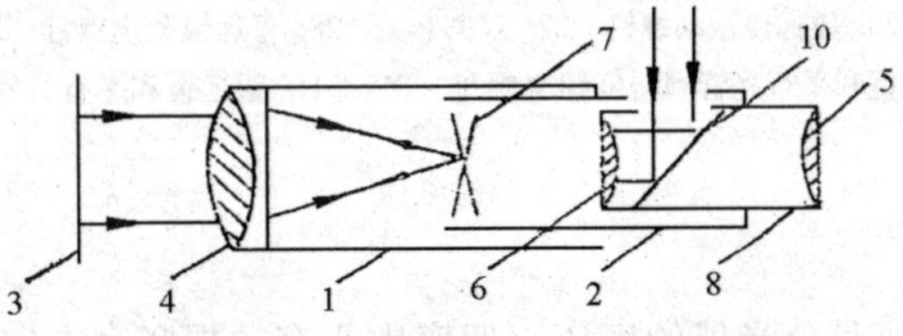

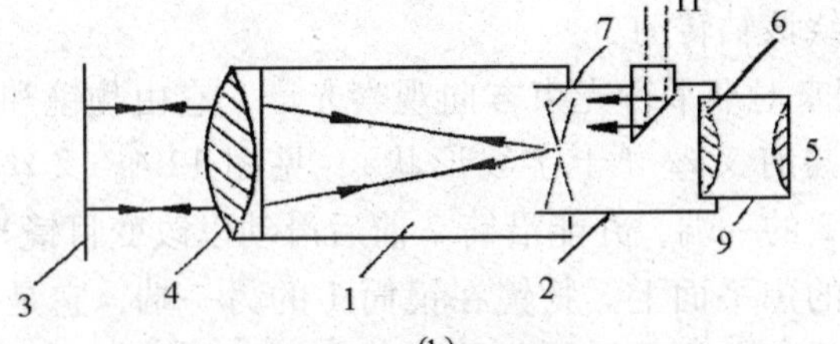

图 12-4　望远镜结构

1. 2. 镜筒　3. 反射镜　4. 物镜　5. 接目镜　6. 场镜　7. 叉丝

8. 高斯目镜　9. 阿贝目镜　10. 薄玻璃片　11. 全反射小棱镜

被这小三棱镜遮住，但能看到叉丝的其他部分。

三、FGY-01 分光仪读数方法

FGY-01 分光仪的读数圆盘分内外两层，它的上表面镀有不透光的金属薄膜，外层盘上有 0~360 度的圆周刻度，刻有 1080 条透光的缝条，故缝条间的分格值为 20′，内层盘上在相隔 180 度处有两个小游标，也镀有不透光的金属薄膜，其周界圆弧 13 度内等间隔刻有 40 条线，故缝条间分格值为 19′30″，按游标读数原理，当度盘与游标盘重叠时，每一对刻线间的格值差为 30″。所以角度的读数方法如图 12-5a 所示，以游标的零线为准，读出外盘上的刻度值 A，应读出其度值和分值（度盘每小格 20′），然后，再找寻游标上与度盘上恰好相重合的刻线（亮条纹）所在处的游标盘刻度值 B 即分值和秒值，两次读数（$A+B$），即为望远镜方位角的读数 θ 的值。

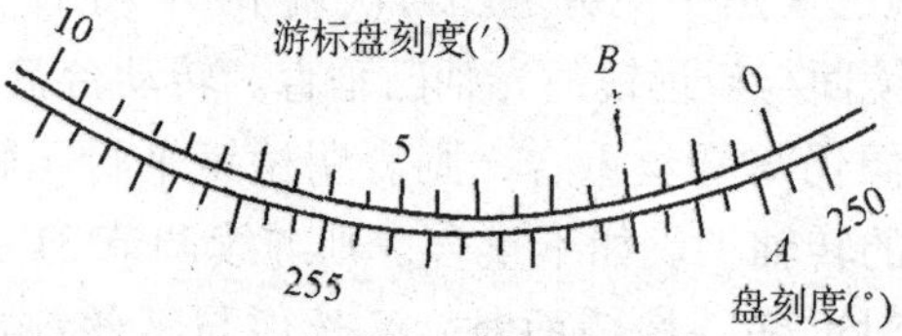

(a)　$A=250°20'$　　$B=2'$

$\theta=A+B=250°20'+2'=250°22'$

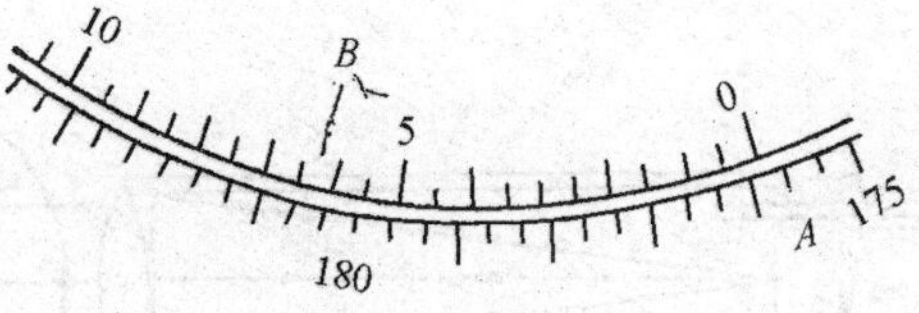

(b)　$A=175°40'$　　$B=6'15''$

$\theta=A+B=175°40'+6'15''=175°46'15''$

图 12-5　光学游标盘读数法

由于光学度盘上的刻度值与游标盘的刻度值不相等，所以在读数指示的亮纹附近有一种“渐变”的透光现象，通常最亮的缝线是一条，此时它所对的游标盘读数即为准确数值；若同时出现两条亮缝线，如图 12-5b 所示，此时方位角的读数应取游标盘对应刻度的中间值。

为了消除刻度盘中心与其旋转中心（仪器主轴）之间的偏心差，记录读数时必须读取两个游标所示的数值 θ_1 和 θ_2 的平均值。

四、分光仪的调节

调节分光仪的要求是：①望远镜对无穷远聚焦；②平行光管发出平行光；③平行光管、望远镜在同一光轴上，与仪器的转轴垂直。

1. 望远镜的调节　将三棱镜放在分光计（参见图 12-3）的载物台上并卡紧，使三棱镜的 AB 面与载物台的调节螺钉 z_1、z_2 的连线垂直，如图 12-6 所示。再用照明灯照亮十字形叉丝，移动目镜直至看清十字形叉丝。调节螺钉 31 和 12 使望远镜和载物台大致水平。缓缓转动刻度盘（或望远镜），使 AB 面（作反射面）对正望远镜，调节 31 以改变望远镜的倾斜度，在望远镜中找到反射回来的叉丝的像，再调节物镜螺旋，使叉丝的像清晰，并刚好落在叉丝平面上，左右移动视线，若叉丝像与叉丝无相对位移（即无视差），说明望远镜已聚焦于无穷远。再次调节 31 和 12，使叉丝像与叉丝重合，这时说明棱镜面与望远镜的光轴已垂直。转动台盘使棱镜的 AC 面对准望远镜，若叉丝像仍与叉丝重合，则表明棱镜平行于转轴，即望远镜的光轴也垂直于仪器的转轴了。如不重合，则继续调节 31 和 12 的 z_1、z_2、z_3 螺钉，直至望远镜对准任一棱镜面时，叉丝像与叉丝都重合为止。然后扭紧螺旋 30 以固定望远镜倾角。对于 FGY-01 型分光仪，自准直望远镜的反射像为一绿色小十字，当望远镜光轴垂直于反射面时，小十字应位于离分划板中心 2mm 的一根十字上，如图 12-7 所示。

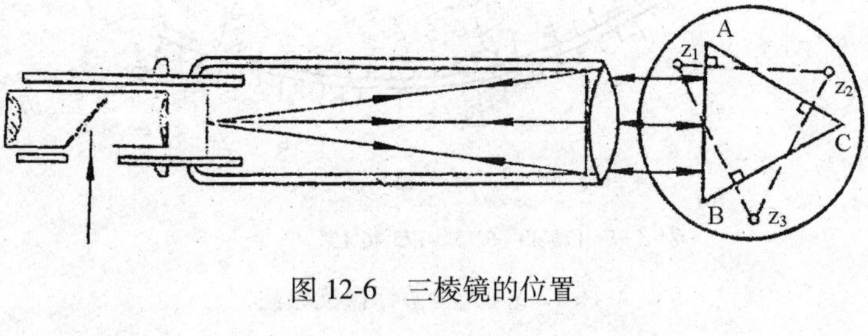

图 12-6　三棱镜的位置

2. 平行光管的调节　平行光管的调节是将光源置于平行光管的狭缝前，转动望远镜使其对准平行光管，扭动螺旋 17 调节狭缝宽度（调节时用眼睛从望远镜中清楚地看到狭缝的像后，慢慢地细调，千万不能乱调，以免损坏狭缝）。转动平行光管螺旋，以改变狭缝和准直物镜间的距离，使狭缝位于准直物镜的焦平面上。调节螺钉 31，使平行光管水平，这时望远镜中便看到清晰的狭缝像。当视线左右偏移时，右狭缝像与叉丝间无视差，这时平行光管发出的光即为平行光。若原来竖直放置的狭缝的像经过叉丝交点，那么将狭缝旋转 90 度角后，狭缝的像仍通过叉丝交点时就表示平行光管、望远镜的光轴相平行，否则应调节螺钉 31′以改变平行光管的倾斜度，直至达到目的为止。

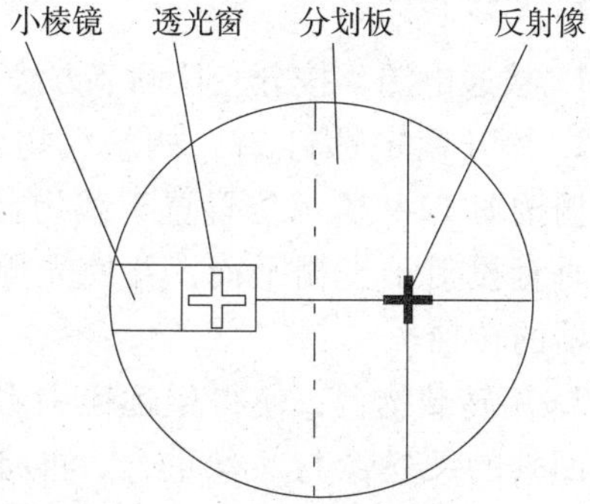

图 12-7　望远镜反射像的位置

新式 FGY-01 型分光仪的结构如图 12-8 所示，其调节与上述类似，可对照结构图进行操作。

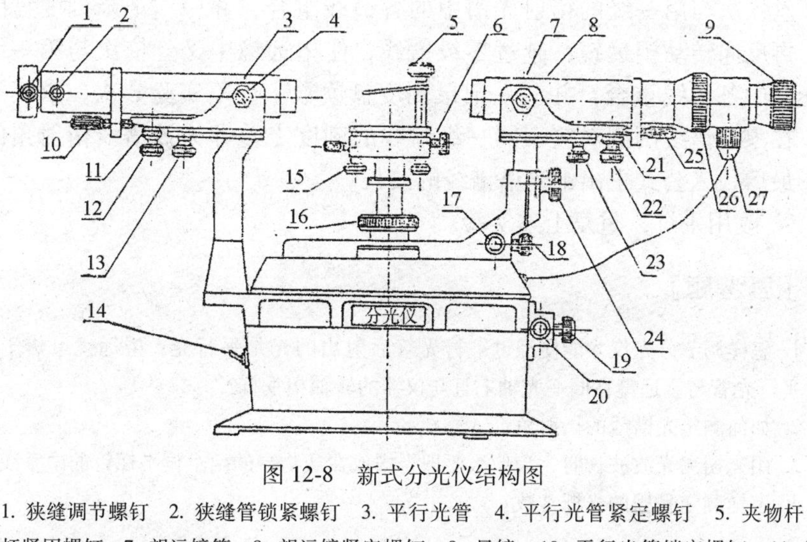

图 12-8　新式分光仪结构图

1. 狭缝调节螺钉　2. 狭缝管锁紧螺钉　3. 平行光管　4. 平行光管紧定螺钉　5. 夹物杆　6. 夹物杆紧固螺钉　7. 望远镜筒　8. 望远镜紧定螺钉　9. 目镜　10. 平行光管锁定螺钉　11. 平行光管倾斜度锁紧螺母　12. 平行光管倾斜度调整螺钉　13. 平行光管座固定螺钉　14. 电源开关　15. 调平螺钉　16. 载物台紧定螺母　17. 游标盘（望远镜）微动螺钉　18. 游标盘（望远镜）紧定螺钉　19. 度盘锁定螺钉　20. 度盘微动螺钉　21. 望远镜倾斜度锁紧螺母　22. 望远镜倾斜度调整螺钉　23. 望远镜座固定螺钉　24. 望远镜升降螺钉　25. 望远镜斜度锁定螺钉　26. 望远镜调焦螺母　27. 望远镜光源座

[实验步骤]

1. 接通电源，按分光仪调节方法调节好分光仪。

2. 松开紧定螺钉 22，调整载物台的高度，将光栅按图 12-9 所示位置置于载物台上，使入射光垂直投射于光栅平面，并使光栅刻纹平行于仪器的转轴。

3. 旋转载物台，使得望远镜中看到光栅面反射回来的叉丝像与叉丝重合。再将载物台旋转 180 度，重复上述步骤，然后固定载物台。

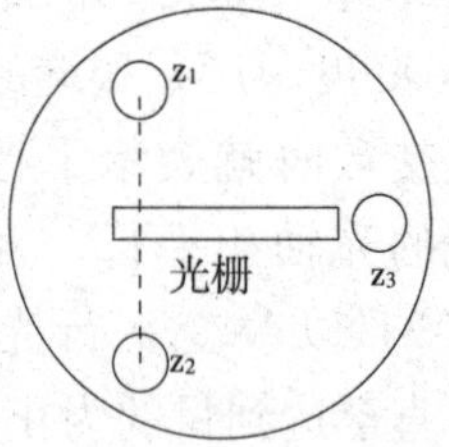

图 12-9　光栅的位置

4. 点亮钠光灯，使钠光照射到平行光管的狭缝上。

5. 用望远镜观察衍射光谱。

6. 测定衍射角：从零级光谱线起，沿一个方向转动望远镜，使望远镜中叉丝依次与第一级的衍射光谱中的各谱线重合，并一一记录刻度盘的读数。再反向转动望远镜，越过零级谱线，使望远镜中叉丝依次与第一级衍射光谱中各谱线重合，并一一记录刻度盘读数。重复实验数次，求其平均值。在零级谱线两侧对应于同一级谱线的刻度之差即为该谱线衍射角的两倍。最后代入公式求出钠光谱谱线的波长。

7. 改用汞灯，重复上述实验。

[思考题]

1. 怎样调节分光仪才能使经过平行光管后射出的光是平行光；望远镜聚焦于无穷远；平行光管与望远镜在同一光轴上且与仪器的转轴相垂直？

2. 如何测定光谱线的衍射角？

3. 用光栅测光波波长时，为什么要把光栅放在载物台的两个调平螺钉的中垂线上？

4. 怎样测定光栅的光栅常数？

Ⅲ　用全息光栅测激光光波波长

[实验目的]

1. 掌握测定光波波长的原理，学会用简单的方法测定光波波长及光栅常数；

2. 用全息光栅测定激光的波长。

［仪器与器材］

激光发生器、全息光栅、光屏、光具座及相应的支架、游标卡尺、坐标纸。

［实验原理］

一般光源投射到光栅，在光屏上产生的衍射条纹光强太弱，很难被人眼直接观察到，若用激光作光源，光栅的衍射条纹就能被人眼直接观察到。如图12-10所示，A为平行激光束，B是全息光栅，C是光屏，光屏上贴有坐标纸，只要测出全息光栅到光屏的距离 L 和第 k 级明条纹距中央亮条纹的距离 X_k，可应用光栅公式，在已知光栅常数时可求出激光光波的波长；在已知激光光波波长（如He-Ne激光器产生的红光其长 $\lambda=632.8$nm）时，测定全息光栅的光栅常数。

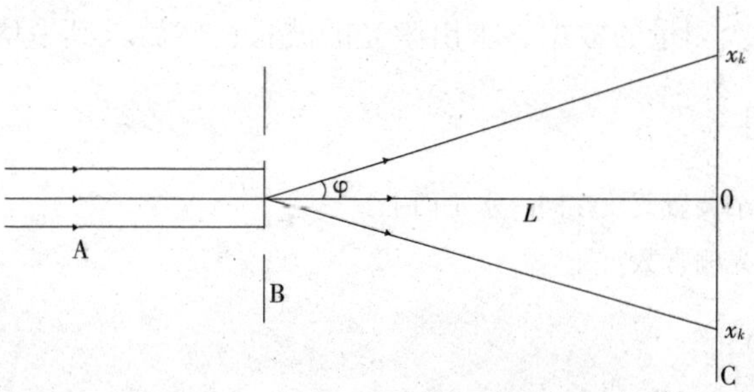

图12-10 用全息光栅测激光波长

本实验在光栅与光屏之间虽未设置透镜，但在光屏上仍能观察到清晰的衍射光点，可应用式（12-1）和式（12-2）进行近似计算。由光栅公式：

$$(a+b)\ sin\varphi=k\lambda$$

$$sin\varphi=\frac{x_k}{\sqrt{L^2+x_k^2}}$$

得：

$$\lambda=\frac{(a+b)\ x_k}{k\sqrt{L^2+x_k^2}} \tag{12-1}$$

或：

$$(a+b)=\frac{k\lambda}{x_k}\sqrt{L^2+x_k^2} \tag{12-2}$$

［实验步骤］

1. 将激光器、全息光栅、光屏（贴有坐标纸）依次放置在光具座的支架上，使整个装置处在同一水平面上。

2. 接通电源使激光器发射光束垂直投射到全息光栅的平面上，调整好光栅与光屏的位置，使衍射条纹（若是点光源，则是以中央亮点为中心，对称分布在两侧的亮点）清晰，并且隔开适当的距离，便于测量。

3. 在坐标纸上记下零级、一级、二级……明条纹的位置，再用游标卡尺精确测出一级、二级……明条纹到零级明条纹的间距 x_2、x_2……。

4. 测量出全息光栅至光屏的距离 L。

5. 改变全息光栅至光屏的距离，重复实验步骤 3 和 4。

6. 利用各次测量的数据，求出激光的波长，然后求其平均值。

［思考题］

1. 为什么整个装置要放在同一水平面上？

2. 如何测定光栅常数？

［补充说明］

全息光栅的制作装置如图 12-11 所示，A 是 He-Ne 激光器，B 是扩束镜，C 是透镜组，M_1、M_2 是夹角 β 可调节的菲涅耳双面镜，D 是全息干板。

由 He-Ne 激光器 A 发出的红光束，经扩束镜 B 将光束扩大后，再通过透镜组 C，适当调节透镜组 C 的位置，使由 C 射出的光束为严格的平行光，当这平行光束射到菲涅耳双面镜上，经双面镜反射后的两光束是相干光，当它们相遇时将发生干涉，调节干板 D 的位置，使干涉条纹刚好落在干板 D 上。

光栅的刻痕数可由菲涅耳的双面镜夹角 β 的大小来确定。根据公式

$$\triangle L=\frac{\lambda}{2sin\beta}$$

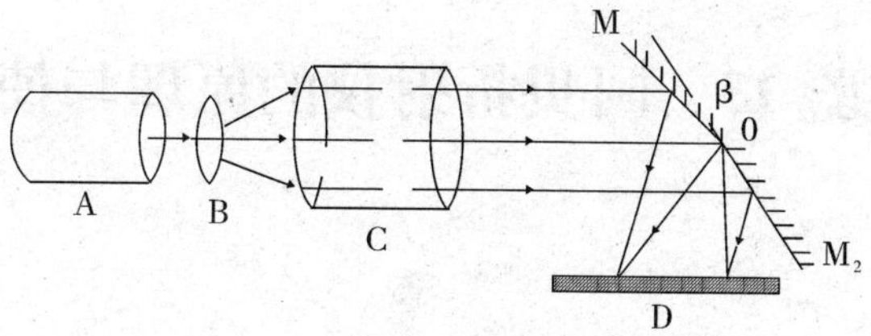

图 12-11 全息光栅的制作装置

式中 ΔL 为两明条纹（或两暗条纹）的间距（即光栅常数），β 为双面镜的夹角。测出 β，就可算出光栅常数，也就可计算出每厘米的刻痕数。

当整个装置调节好后，在 D 处放入全息干板让它感光（感光时间长短视 He-Ne 激光器功率而定），经显影、定影、漂白、水洗后晾干，即成全息光栅。

实验 13　阿贝折射仪的原理与使用

[实验目的]

在了解阿贝折射仪原理的基础上，进一步熟悉阿贝折射仪的结构，并掌握使用阿贝折射仪测定物质折射率的方法。

[仪器与器材]

阿贝折射仪、待测液体、糖类、无水酒精、蒸馏水、镜头纸、滴管。

[实验原理]

阿贝折射仪是药物检测中常用的分析仪器，主要用于测定透明液体的折射率。折射率是物质的重要光学常数之一，可借以了解该物质的光学性能、纯度和浓度等。

当光从一种媒质进入到另一种媒质时，在两种媒质的分界面上，会发生反射和折射现象，如图 13-1 所示。在折射现象中有：

$$n_1\sin\theta_1 = n_2\sin\theta_2$$

显然，若 $n_1>n_2$，则 $\theta_1<\theta_2$。其中绝对折射率较大的媒质称为光密媒质，较小的称为光疏媒质。当光线从光密媒质 n_1 进入光疏媒质 n_2 时，折射角 θ_2 恒大于入射角 θ_1，且 θ_2 随角 θ_1 的增大而增大；当入射角 θ_1 增大到某一数值 θ_0 而使 $\theta_2=90°$时，则发生全反射现象。入射角 θ_0 称为临界角。阿贝折射仪就是根据全反射原理而制成的。其主要部分是由一直角进光棱镜 ABC 和另一直角折光棱镜 DEF 组成，在两棱镜间放入待测液体，如图 13-2a 所示。进光棱镜的一个表面 AB 为磨砂面，从反光镜 M 射入进光棱镜的光照亮了整个磨砂面，由于磨砂面的漫反射，使液层内有各种不同方向的入射光。

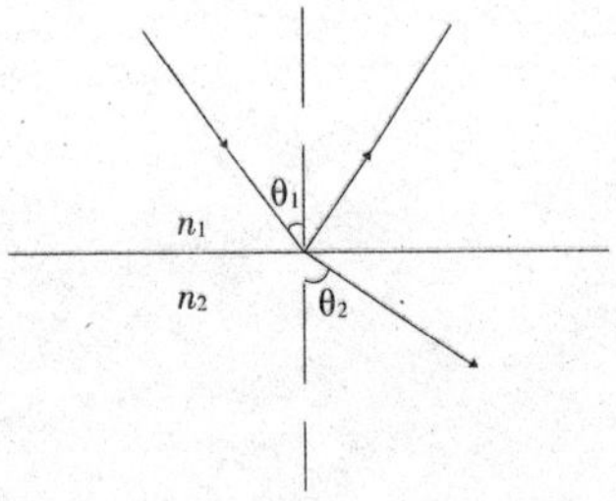

图 13-1　光在两种媒质界面上的反射和折射现象

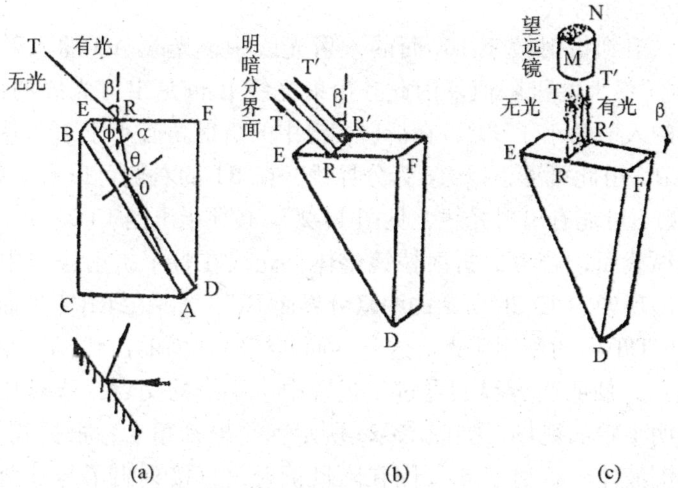

图 13-2　阿贝折射仪原理图

假定入射光为单色光，图中入射光线 AO（入射点 O 实际是在靠近 E 点处）的入射角为最大，由于液层很薄，这个最大入射角非常接近直角。设待测液的折射率 n_2 小于折光棱镜的折射率 n_1，则在待测液与折射棱镜界面上入射光线 AO 和法线的夹角近似 90 度，而折射光线 OR 和法线的夹角为 θ_0，由光路的可逆性可知，此折射角 θ_0 即为临界角。

根据折射定律，$n_1 sin\theta_0 = n_2 sin90°$，即

$$n_2 = n_1 sin\theta_0 \tag{13-1}$$

可见临界角 θ_0 的大小取决于待测液体的折射率 n_2 及折光棱镜的折射率 n_1。

当 OR 光线射出折射棱镜进入空气（其折射率 $n=1$）时，又要发生一次折射，设此时的入射角为 α，折射角为 β（或称出射角），则根据折射定律得：

$$n_1 sin\alpha = sin\beta \tag{13-2}$$

根据三角形的外角等于不相邻两内角之和的几何原理，由△ORE，得：

$$(\theta_0+90°) = (\alpha+90°) + \varphi \tag{13-3}$$

将式（13-1）、（13-2）、（13-3）联立，解得：

$$n_2 = sin\varphi\sqrt{n_1^2 - sin^2\beta} + sin\beta cos\varphi \tag{13-4}$$

式中棱镜的棱角 φ 和折射率 n_1 均为定值，因此用阿贝折射仪测出 β 角后，

就可算出液体的折射率 n_2。

如何测定 β 角呢?

在所有入射到折射棱镜 DE 面的入射光线中，光线 AO 的入射角等于 90°已经达到了最大的极限值，因此其出射光线 β 也是出射光线的极限值，凡入射光线的入射角小于 90°，在折射棱镜中的折射角必小于 θ_0，从而其出射角必小于 β，由此可见，以 RT 为分界线，在 RT 的右侧可以有出射光线，在 RT 的左侧不可能有出射光线，见图 13-2a。必须指出图 13-2a 所示的只是棱镜的一个纵截面，若考虑折射棱镜整体，光线在整个折射棱镜中传播的情况，就会出现如图 13-2b 所示的明暗分界面 RR′T′T。在 RR′T′T 面的右侧有光，在 RR′T′T 面的左侧无光，这分界面与棱镜顶面的法线成 β 角，当转动棱镜 β 角后，使明暗分界面通过望远镜中十字线的交点，这时从望远镜中可看到半明半暗的视场，如图 13-2c 所示，测出 β 角后，根据式（13-4）就可求出待测液体的折射率 n_2。因在阿贝折射仪直接刻出了与 β 角所对应的折射率，所以使用时可以从仪器上直接读数而无需计算，阿贝折射仪对折射率的测量范围是 1. 3000 至 1. 7000。

阿贝折射仪是用白光（日光或普通灯光）作为光源，而白光是连续光谱。由于液体的折射率与波长有关，对于不同波长的光线，有不同的折射率，因而不同波长的入射光线，其临界角 θ_0 和出射角 β 也各不相同。所以，用白光照射时就不能观察到明暗半影，而将呈现一段五彩缤纷的彩色区域，也就无法准确地测量液体折射率。为了解决这个问题，在阿贝折射仪的望远镜筒中装有阿米西棱镜，又称光补偿器。测量时，旋转阿米西棱镜手轮使色散为零，各种波长的光的极限方向都与钠黄的极限方向重合，视场仍呈现了半边黑色、半边白色，黑白的分界线就是钠黄光的极限方向。另外，光补偿器还附有色散值刻度圈，读出其读数，利用仪器附带的卡片，还可求出待测物体的色散率。

[仪器描述]

阿贝折射仪的外形结构如图 13-3 所示。

1. 测量系统　光线由反光镜 18 进入进光棱镜 16，经过被测液体后射入折光棱镜 15，再经过两个阿米西棱镜 14、13，以消除色散，然后由物镜 12 将黑白分界线成像于分划板 11（内有十字叉丝）上，经目镜 9 放大后成像于观察者眼中。

阿贝折射仪由测量系统和读数系统两部分组成，如图 13-4 所示。

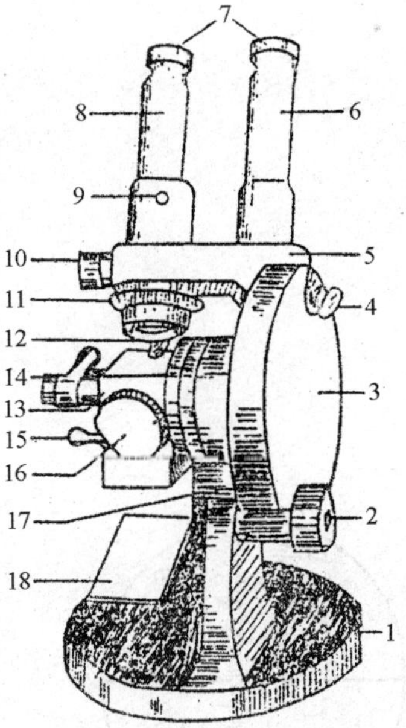

1. 底座
2. 棱镜转动手轮
3. 圆盘（内有刻度板）
4. 小反光镜
5. 支架
6. 读数镜筒
7. 目镜
8. 望远镜筒
9. 刻度调节螺丝
10. 阿米西棱镜手轮（消色散调节螺丝）
11. 色散值刻度圈
12. 棱镜锁紧扳手
13. 棱镜组
14. 温度计座
15. 恒温器接头
16. 保护罩
17. 主轴
18. 反光镜

图 13-3　阿贝折射仪

2. 读数系统　光线由小反光镜 4 照明刻度盘 3，经转向棱镜 5 及物镜 6 将刻度成像于分划板 7 上，再经目镜 8 放大成像后以供观察。

刻度盘和棱镜组是同轴的，旋转手轮 2 可同时转动棱镜组和刻度盘。在测量镜筒视场中如出现彩色区域，使分界不够明显，可旋转阿米西棱镜手轮 10，以调整棱镜的位置，抵消色散现象，至黑白分界明显，调节 2 使叉丝交点与分界线重合。此时读数镜筒分划板中的横线，在右边刻度所指示的数值即为待测液体的折射率，如图 13-5 所示。对于糖溶液，还可以从分划板中的横线在左边刻度所指示的数据，得出该糖溶液中含量浓度百分数。

由于液体折射率随温度而变，测量时需记录液体的温度，本仪器备有温度计插孔和恒温器接头。

[实验步骤]

一、校准仪器

仪器在测量前，要先进行校准，校准时可用蒸馏水（$n_D^{20}=1.3330$）或标准玻璃块进行（标准玻璃块标有折射率）。

（一）用蒸馏水校准

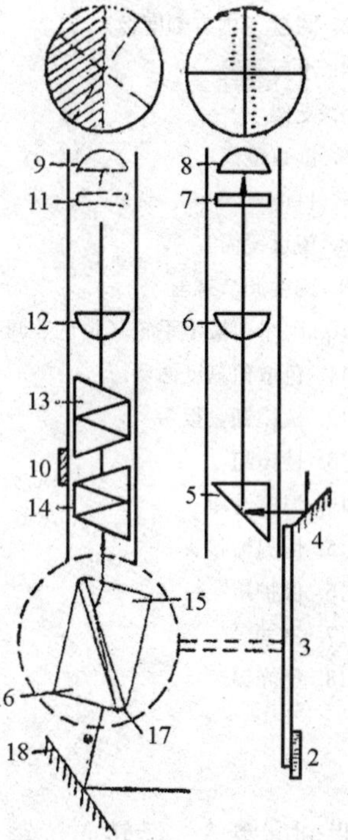

图 13-4　阿贝折射仪测量、读数系统

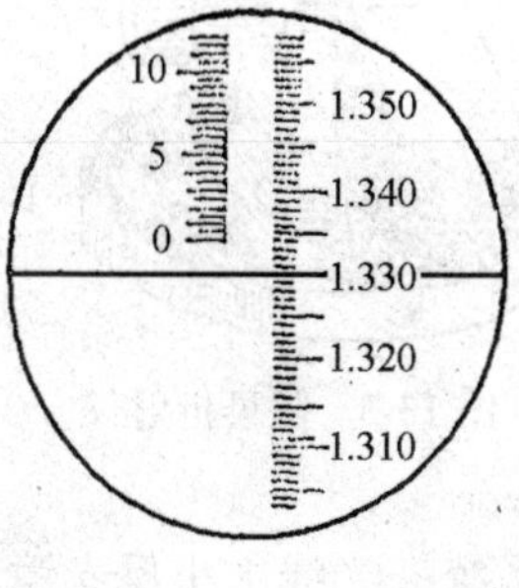

图 13-5　阿贝折射仪的读数

1. 将棱镜锁紧扳手 12 松开，将棱镜擦干净（注意：用无水酒精或其他易挥发溶剂，用镜头纸擦干）。用滴管将 1~2 滴蒸馏水滴入两棱镜中间，合上并锁紧。

2. 分别调节两反光镜 4、18，使两目镜中视场明亮。

3. 调节棱镜转动手轮 2，使折射率读数恰为 1. 3330（即浓度为 0）。

4. 从测量镜筒中观察黑白分界线是否与叉丝交点重合。若不重合，则用专用套筒旋钮调节刻度调节螺钉 9，使叉丝交点准确地和分界线重合。若视场出现色散，可调节阿米西棱镜手轮 10 至色散消失。

（二）用标准玻璃块校准

1. 松开棱镜锁紧扳手，将进光棱镜拉开。

2. 在玻璃块的抛光底面 hi 上滴一滴溴化萘（为高折射率液体），把它贴在折光棱镜的 DE 面上，玻璃块的抛光侧面应向上，以接受光线，使测量镜筒视场明亮。

3. 调节手轮 2，使折射率读数恰为标准玻璃已知的折射率值。

4. 从测量镜筒中观察。若分界线不与叉丝交点重合，则用专用套筒旋钮调节螺钉 9 使它们重合。若有色散，则调节手轮 10 消除色散。

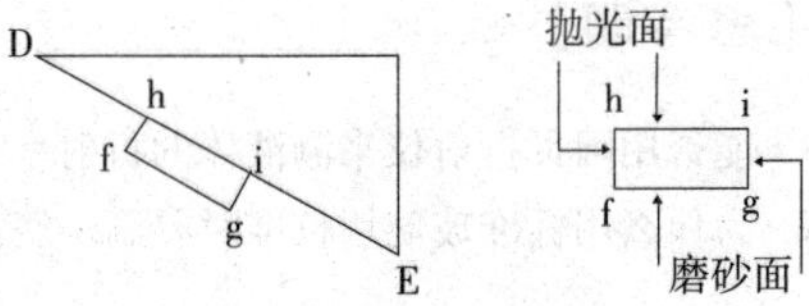

图 13-6　标准玻璃块

二、测定液体的折射率

1. 将进光棱镜和折光棱镜擦干净。

2. 滴 2~3 滴待测液体在进光棱镜的磨砂面上，并锁紧。（若溶液易挥发，须在棱镜组侧面的一个小孔内加以补充），分别调节两反光镜 4、18，使两目镜中视场明亮。

3. 旋转手轮 2，在测量镜筒中将观察到黑白分界线在上下移动（若有彩色，则转动手轮 10 消除色散，使分界线黑白分明），至视场中黑白分界线与叉丝交点重合为止。

4. 在读数镜筒中，读出分划板中横线在右边刻度所指示的数据，即为待测液体的折射率 n，并记录。

5. 重复测量三次，求折射率的平均值。

6. 记录室温。

注：若需要测量在不同温度时液体的折射率，可将温度计旋入插座内，接上恒温器，并调节到所需的温度，待稳定后，按上述步骤进行测量。

三、测葡萄糖溶液的折射率 n 和浓度 c，并作 n—c 曲线

实验步骤与“二”同，换上不同浓度的葡萄糖溶液，测 8~10 组对应 n、c 值，然后以 c 为横坐标、n 为纵坐标，在坐标纸上作出葡萄糖溶液的 n—c 关系曲线。

[注意事项]

1. 保持仪器清洁，严禁油或汗水触及光学表面。
2. 测有腐蚀性液体时，应尽量避免被测液与金属接触。
3. 棱镜要避免与玻璃接触。
4. 仪器应避免强烈振动或撞击，以防止光学零件损伤及影响测量精度。

5. 实验后要用清洁液（如乙醚、乙醇等易挥发的液体）洗擦棱镜并擦干。

[思考题]

1. 能否用阿贝折射仪来测液体的折射率大于折光棱镜的折射率？为什么？
2. 为什么用标准玻璃块校准时要滴一滴高折射率液体？

实验 14　旋光计的原理与使用

[实验目的]

1. 熟悉旋光计的构造及原理。
2. 观察旋光现象，掌握用旋光计测定旋光性物质溶液浓度的方法。
3. 了解一些药物的旋光性及其生理活性的联系。

[仪器与器材]

旋光计、待测溶液（蒸馏水、葡萄糖、维生素 C、左旋多巴）、温度计。

[实验原理]

当平面偏振光通过某种透明物质时，偏振光的振动面会发生旋转的现象，这种现象称为旋光现象，这种能使偏振光振动面旋转的物质叫旋光物质。石英晶体、松节油、各种糖及酒石酸都是旋光物质。

在观察者对着光源观察的情况下，使振动面沿顺时针方向旋转的物质称为右旋物质；使振动面沿逆时针方向旋转的物质称为左旋物质。振动面旋转的角度，在给定波长的情况下，对固体来说，与旋光物质的厚度成正比，而对液体来说，还与旋光物质的浓度成正比，用下式表示：

$$\phi = [a]_{\lambda}^{t} cL \tag{14-1}$$

式中 ϕ 表示偏振光振动面旋转的角度，称为旋光度，它的单位为度；c 表示液体的浓度，单位为 g/ml；L 表示光通过的溶液厚度，单位为 dm。比例常数 α 称为该旋光物质的旋光率，又称比旋度。α 的上下标 t 和 λ 分别表示实验时的温度和所用光源的波长，如用钠焰光源就记为 D。

根据式（14-1）若测得了旋光度，就可以计算溶液的浓度。如果溶液的浓度已知，则能计算出物质在某一温度下的旋光率 $[\alpha]_{D}^{t}$。我们知道，分子结构的不对称是造成这种物质具有旋光性的原因，因此，我们可以通过对旋光现象的观察，来鉴定旋光性溶质的性质，研究物质的分子结构及结晶形状。物质的旋光性是和它的生理活性密切相关的。例如，某些药物中具有左旋特性的成分是对生物有效的，而具有右旋特性的成分可能是完全无用的。又如某些物质用特定的溶剂配制时，为左旋；以另一种溶剂配制时又表现为右旋。因此，对旋光现象的观察还能帮助我们分析药物的作用机制和研究怎样通过合理的溶质、溶剂的配制来提高药物的疗效，这在药物分析及制剂中经常要用到。一些药物的旋光率见附表 10。

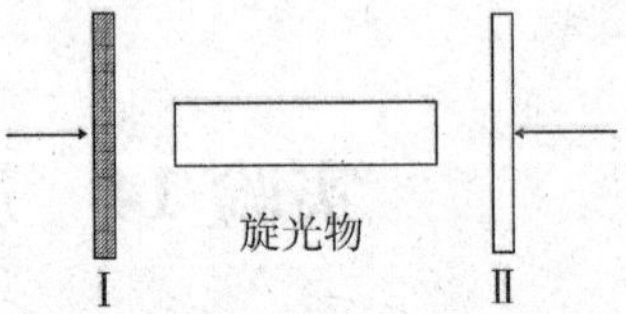

图 14-1　旋光计的构造原理

旋光计的构造原理如图 14-1 所示，它主要由固定不动的起偏器Ⅰ和能转动的检偏器Ⅱ组合而成。在Ⅰ与Ⅱ之间未放入旋光性物质时，先将Ⅰ、Ⅱ主截面相互垂直，根据马吕斯定律，此时通过两偏振片后的光强为最小。在检偏器Ⅱ后面观察到的视场是暗的。当在Ⅰ与Ⅱ之间放入某种旋光性物质，则偏振光的振动方向将旋转一个角度 ϕ，结果在Ⅱ后面观察到的视场变得暗一些或亮一些了。若把Ⅱ转过一个同样的角度 ϕ 时，视场又恢复到黑暗。所以，通过检偏器上显示的旋过的角度数就可得到物质的旋光度。

［仪器描述］

我们使用三荫板式旋光计来做实验，它的构造如图 14-2 所示。

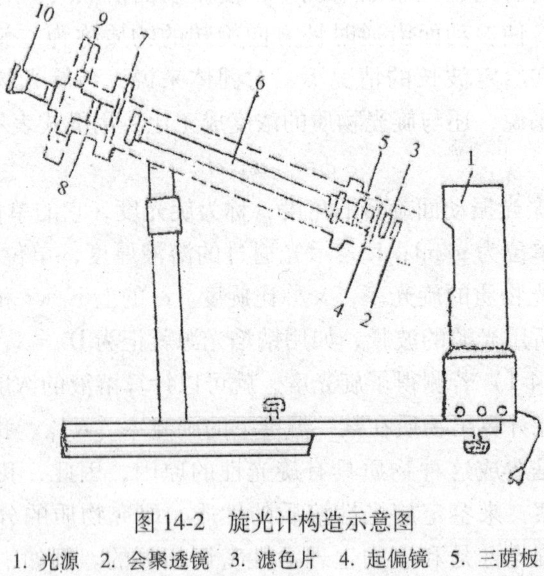

图 14-2　旋光计构造示意图

1. 光源　2. 会聚透镜　3. 滤色片　4. 起偏镜　5. 三荫板
6. 测试管　7. 检偏镜　8. 望远镜物镜　9. 刻度盘　10. 望远镜目镜

从钠光灯光源射出的光线通过会聚透镜2和滤色片3成为单色平行光，起偏镜4把单色光变成有一定振动方向的偏振光，经过三荫板5和待测液6后到达检偏镜7。再由望远镜目镜10观察从检偏镜射出的光线，可同时转动7、10并在刻度盘9上读出转动角度。

为了消除偏心差，该仪器采用双游标读数。当左右两游标读数分别为A和B时，应取平均值，即$\phi=\frac{1}{2}(A+B)$。游标的精度为0.05，游标窗的前方装有两块放大镜，用来观察刻度。

三荫板或半荫板的作用，是使望远镜里能观察到分度视场，以克服单片视场判定最暗位置较困难的弱点，能较准确地测定旋光度。半荫板是一个半圆形的玻璃片与半圆形石英片胶合而成的透光片，如图14-3所示。由于石英的旋光作用，使通过两个半圆片的偏振光的振动方向形成一个角度β，因此目镜中看到的视场，按照光度的差异分为两部分。在放入旋光性物质的前后，分别转动检偏镜，找到两光度相等（视野中将看到左右两半部暗度相同而使分界消失）时的位置，记下分度盘上的读数。两次读数之差就是该旋光物质的旋光度。

所谓三荫板，即把石英晶片做成条状，位于三荫板的中间，如图14-4所示，以条状部分与左右两部分之间的界线消失、视场较昏暗时的检偏镜的位置作为判别标准。

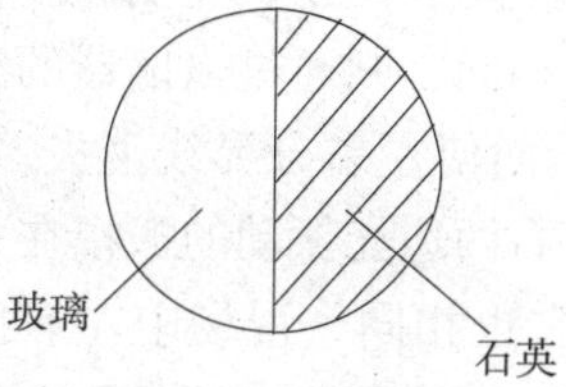

图14-3　半荫板

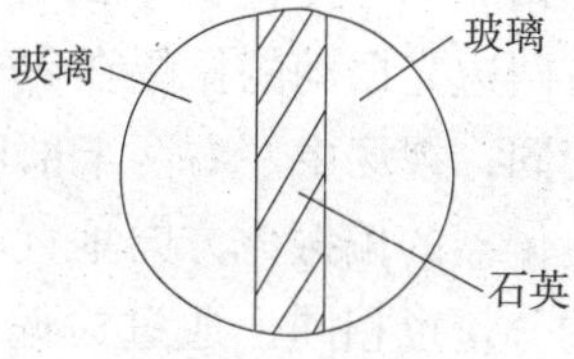

图14-4　三荫板

前面讲述的旋光计基本原理，是在相互垂直的起偏器和检偏器之间放入旋光物质后，会使通过检偏器的光强度发生变化，当将检偏器旋转某个角度，使视场中光的强度恢复原状，则检偏器旋转的角度就是偏振光振动面通过旋光物质时所旋转的角度。但用人眼观察来判断视场的光强是否复原是比较困难的。为了克服这一困难，常使用半荫板式旋光计。以半荫板旋光仪为例，它的构造如图14-5所示，光依次射入滤光片1、透镜2、起偏器 3、半荫板 4、玻璃管 5、检偏器 6 和目镜 7，8 为刻度盘。

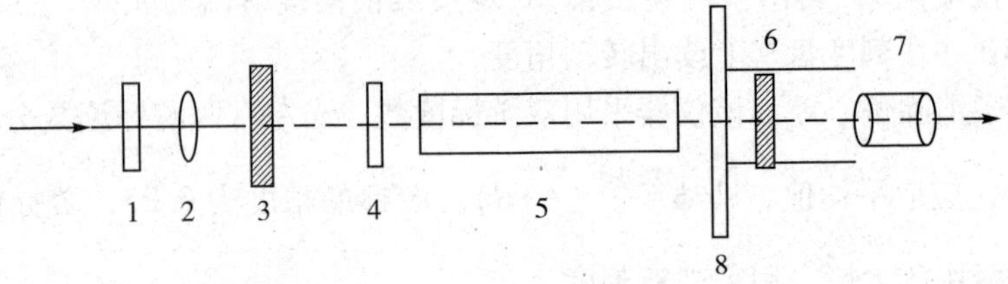

图 14-5 半荫板式旋光计结造示意图

在半荫板旋光仪中，放置一块半荫板位于起偏器后，半荫板是一个半圆形的玻璃片与半圆形的石英片胶合成的透光片。当偏振光通过半荫板时，透过玻璃的光，振动方向保持不变。而透过石英的光，由于石英的旋光作用使光的振动方向旋转了某个角度β，如图 14-6 所示。这时如在玻璃管 5 中没有放入旋光物质，当调节检偏器的位置，使与起偏器的偏振化方向相互垂直时，则左半边由玻璃透出的光完全不能透过检偏器，而右半边由石英透出的光部分能透过检偏器，则视场中出现左半部黑暗，右半部稍亮。当转动检偏器使它的偏振化方向和右半边由石英透出光的振动方向垂直时，则右半边光完全不能透过，而左半边光部分通过，视场中出现右半部黑暗，左半部稍亮。当使检偏器的偏振化方向 NN' 垂直于 β 角的平分线 MM' 时，左、右两边光振动的振幅在 NN' 方向上的分量相同，则通过检偏器的光强度左右相同，视场中左右两半部明亮程度相同，而使左右分界线消失。同理，当使检偏器的偏振化方向垂直于 NN' 时，左、右两边光振动的振幅在 MM' 方向上的分量也相同，通过检偏器的光强度左右也相同，视场中左右两半部明亮程度也相同，而使左右分界线也消失。所不同的是，后者是在较亮的情况下，分界线消失；而前者是在光强较弱的情况下，分界线消失。从理论上讲，这两种情况都可以作为判断标准，但实际上人眼对第一种在光强较弱的情况下比较容易判断，因此，旋光计中将第一种情况作为仪器读数的"0"点。当我们旋转检偏器找到这一视场较昏暗时的分界线消失的位置，并记下刻度盘上的读数，如果仪器校准好，这一读数应是 0 度。然后在玻璃管中放入待测旋光物质的溶液，这时视场左右两半圆光强将出现差异，分界线又明显起来，再转动检偏器，使左右两半圆达到同样的昏暗度，分界线再次消失，记下分度盘上的读数，两次读数之差，即为偏振光通过玻璃管长度的旋光物质后，光振动面旋转的角度。

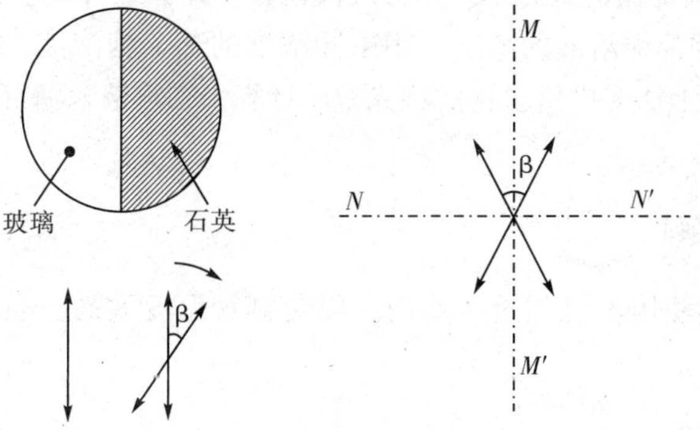

图 14-6 半荫板式旋光计原理

有的旋光计中是采用所谓三荫板，即把石英片做成条形，位于三荫板中间部分。其原理与半荫式完全相同，不过所比较的是中间条状部分与左右两部分之间界线消失的情况。

另外，利用旋光计还可以判断物质的旋光性，即判断物质是左旋还是右旋，或是没有旋光性。如实验室常用的 WXG-4 型旋光仪，就可用来判断物质的旋光性。值得注意的是用 WXC 4 型旋光仪判别物质的旋光性时，溶液的浓度不能太大，溶液对光的旋转角度不能大于左旋或右旋 90°，否则可能会得出错误的结果，事实上，当被测溶液对光的旋转角度为±5°时，视野中的亮度差异就很明显。

［实验步骤］

1. 用蒸馏水校正仪器的零点　打开光源几分钟后，调整目镜聚焦，使视场清晰，将装满蒸馏水的测试管置于测试管架上，旋转检偏镜至三部分视野暗度相等，记下分度盘读数，重复测量三次取平均值。此平均值即为零点。

2. 观察维生素 C、左旋多巴等药物的旋光性（定性）　将已装好的维生素 C、左旋多巴溶液的测试管先后置于测试架上观察它们的旋光性，并注意它们的旋转方向。

3. 测定已知浓度葡萄糖溶液的旋光率　把装有浓度为 5%的葡萄糖溶液

的测试管放到测试管架内，旋转检偏镜使视场内三个部分一样暗时记下刻度盘上的读数，重复三次取平均值，校正零点的读数后得到旋光度 ϕ。由式（14-1）求出葡萄糖的旋光率。与标准值比较，计算绝对误差和相对误差。

4. 测定葡萄糖溶液的浓度　用未知浓度的葡萄糖溶液，按上法测出旋光度 ϕ，应用上法 3 中所求得的旋光率，计算未知溶液含糖百分比（要记下实验温度）。

[注意事项]

仪器连续使用不宜超过 4 小时，以免灯管温度太高、亮度下降、影响寿命。

[补充说明]

左旋多巴旋光率的测定：取本品约 0.5g，精密称定，置于 50ml 量瓶中，精密加浓度为 0.5mol/L 的盐酸 10ml，振摇使溶解，加入经滤过的硫酸铝溶液（22.7g/100ml）10ml，再加入醋酸钠溶液（21.8g/100ml）20ml，加蒸馏水稀释至 50ml、摇匀，在 25℃时测定，其旋光率为 $-38.8° \sim -41.2°$。

[思考题]

1. 什么是光的偏振现象？什么是物质的旋光现象？
2. 旋光计中半荫板（或三荫板）起什么作用？左右两半部暗度相同时，检偏器的方位如何？
3. 在装溶液于管中时，为何不允许有气泡？
4. 在实验步骤 3 中，$[\alpha]_D^t$ 的测量结果的误差主要来源是什么？
5. 在测量中若将检偏器右旋 ϕ 时视场全暗，将其左旋 π-ϕ 度时也会有视场全暗，此物质究竟为左旋？还是右旋？你认为合适的判定方法是什么？

实验 15　光电比色计的原理与使用

［实验目的］

1. 了解光电比色计基本构造，掌握其原理及使用方法。
2. 用光电比色计熟练测量未知溶液的浓度。

Ⅰ　581-G 型光电比色计测溶液浓度

［仪器与器材］

581-G 型光电比色计、滤色片、比色皿、试管和试管架、已知浓度的标准溶液、待测溶液。

［实验原理］

在单色光的作用下，溶液浓度不很大时，朗伯—比尔定律指出：强度为 I_0 的入射光通过长度为 L 的溶液后，透射光的强度将减弱为 I，I 和 I_0 有如下关系：

$$I/I_0=e^{-\beta cL} \tag{15-1}$$

式（15-1）两边取对数 $-\log I/I_0=(\beta\log e)cL$ 或

$$A=EcL \tag{15-2}$$

式中 $A=-\log I/I_0$ 称为吸收度或光密度，$E=\beta\log e$ 称为消光系数，$T=I/I_0$ 称为透光率。显然，A 与 T 的关系是：吸收度越大，透光率越小。

式（15-2）表明，对厚度相同的同一种溶液，吸收度 A 与溶液的浓度 c 成正比。在两次测量中，若有强度相等的单色光，通过厚度相同但浓度不同的两种溶液，则应有关系为：

$$\frac{c_x}{c_0}=\frac{A_x}{A_0} \tag{15-3}$$

若测出 A_x、A_0，且已知 c_0，则待测浓度 c_x 可算出。

光电比色计就是根据上述原理而设计的。光电比色计是化学实验、生化实验和临床检验中常用的仪器。它的主要部分由光电池、电流计 G、光源和可变电阻 R_1、R_2 等组成，另有滤色片、比色皿等附件，见图 15-1。

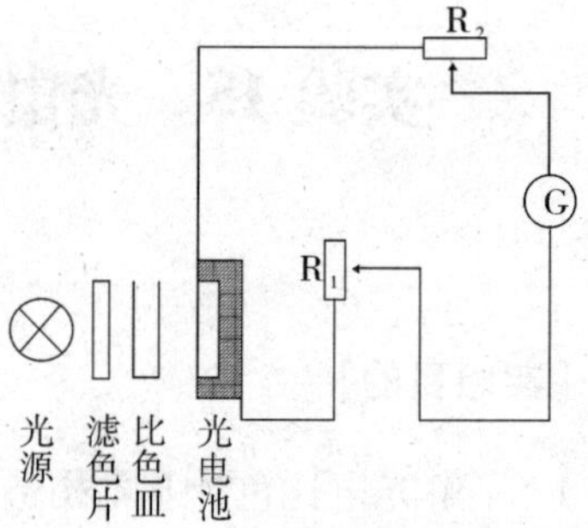

图 15-1 581-G 型光电比色计原理图

由光源发出的白光通过选择过的滤色片后，变成与有色溶液的颜色成互补色的单色光 I_0（因为有色溶液对它的互补色光吸收最大，从而提高了测量的灵敏度）。经过有色溶液吸收后，透射光为 I_x，射到光电池后，由于光电效应后产生电流。如果 T 大（或者说 A 小）则 I_x 大，从而电流也大。因此，根据电流的大小就可决定 T 或 A 的大小。在电流计上附有两种标度，上行标度为均匀分布的百分标度 0~100，表示以 $I_0=100$ 为基准的透射光强度值，这样的标度也反映出透光率的大小。例如标度为 100，它表示透光率 $T=\frac{I_x}{I_0}=\frac{100}{100}=1$。下行标度为对数标度，表示吸收度 $A=-\log\frac{I}{I_0}$，标度范围为∞ ~0。

［**仪器描述**］

本实验所用仪器为 581-G 型光电比色计，可用 220V 交流电或 6V 蓄电池的直流电，它的内部结构如图 15-2 所示。图中省略了外接直流电源线路与稳压装置。

线路由三部分组成：第一部分为电源变压器部分，变压器用来供应灯泡 L_1、L_2 所需要的电压；第二部分为光电池线路；第三部分为调零线路（内有干电池一节），装有四刀三掷开关Ⅰ、Ⅱ、Ⅲ、Ⅳ（这四个开关实际上是装在同一转轴上，图中把它们画开了），均由机壳上的控制开关旋钮所控制，每个开关均有“0”、“1”、“2”三档。

当开关处在“0”档，电路不通，灯泡 L_1、L_2 不亮。当控制开关旋钮转到“1”档，则所有开关均到“1”档，这时灯泡 L_1 不亮，L_2 亮，标尺上有光圈出现，同时调零线路接通。

调零线路是一种桥式电路，如图 15-3 所示。图中 R_g 为检流计电阻。设

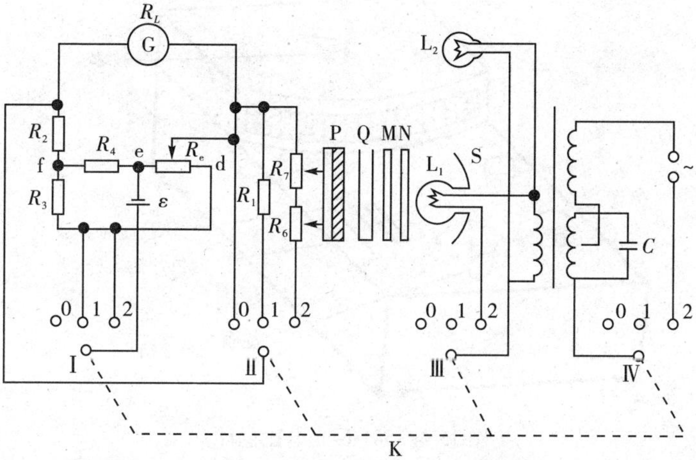

图 15-2　581-G 光电比色计线路图

G. 悬镜式检流计　K. 控制开关旋钮　P. 光电池　Q. 比色皿

M. 滤色片　N. 绝热玻璃　S. 反光镜

触点 c 在某一位置时电桥平衡，这时电流计中无电流通过，照理说光圈中黑线应位于标尺上行的“0”标度处；但由于某种机械原因，光圈黑线可能偏离了“0”点。这时可改变电桥触点 c 的位置，当调整触点 c 到适当位置时，就可使光圈黑线位于“0”处。

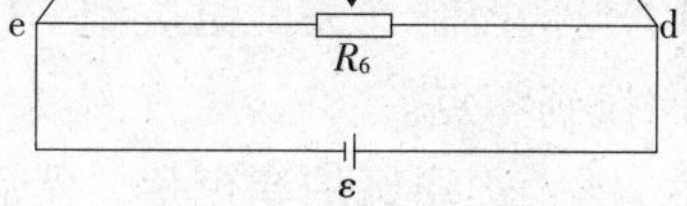

图 15-3　调零线路

当控制开关转到“2”档，这时所有电路均接通，灯泡 L_1 发光，该光通过绝热玻璃、滤色片、溶液后，再射到光电池上，产生的电流有一部分进入检流计使线圈发生偏转，此时光圈中黑线在标尺上也移到相应的位置。由于不同的溶液对光的吸收不同，射到光电池上的光的强弱也不同，产生的电流强度也不同，以致光圈中黑线在标尺上的位置也不同。蒸馏水对光的吸收最小，通常假定其透光率为 100%，其透射光射到光电池上，产

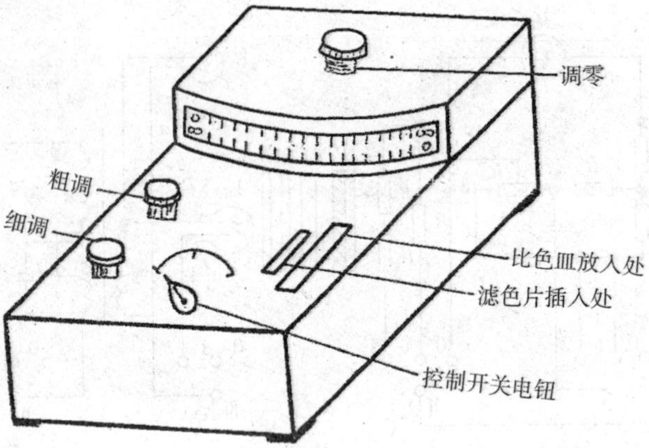

图 15-4　581-G 光电比色计

生的电流最大，此时检流计中光圈黑线的位置应落在标尺上的“100”处；如果此时光圈黑线不落在“100”处，则可通过调节电位器 R_7、R_8 改变检流计中的电流，使光圈黑线落在“100”处（电位器 R_7、R_8 即图 15-4 的“粗调”和“细调”）。经调整后，在测其他液体的透光率（或吸收度）时，就不能再调动“粗调”和“细调”了。实验测得的某液体的透光率（或吸收度）是相对蒸馏水而言的，因此标尺上关于透光率的读数（除“0”外）也只有相对的意义。

［实验步骤］

1. 先将控制开关旋钮拨到“0”处，将旋钮“粗调”、“细调”沿反时针方向拨到零点。

2. 插入选择好的滤色片，然后接通电源。

3. 将开关旋钮拨到“1”处，用箱顶上的零点调节器将光圈中的黑线调到标尺“0”的位置上。

4. 取三只洗净擦干的比色皿，一只盛蒸馏水，一只盛待测溶液，一只盛标有浓度的标准溶液。液体不要盛得太满，以免溢出杯外，损坏仪器。先将盛有蒸馏水和标准溶液的比色皿放在比色皿座内，并加盖盖好，以免外来光线射入。

5. 将开关旋钮拨到“2”处，经数分钟使光电流达到稳定，将盛有蒸馏水的比色皿推入光路，调节“粗调”、“细调”，使光圈中的黑线调到透光率为“100”处，调节时先粗调到光圈黑线接近“100”处时再细调。

6. 将盛有标准溶液的比色皿推入光路，读出标准溶液的吸收度 A。再把开关旋钮拨到“1”处，将粗、细调节器以逆时针方向旋到底。重复5、6步骤，读出5个 A_0 数值。

7. 取出放在比色皿座内盛标准溶液的比色皿，把盛有待测溶液的比色皿放入，用5、6步的方法读出待测溶液的吸收度 A_x，重复测量读出5个 A_x 数值。用式（15-3）计算待测溶液的浓度 C_x，并求其平均值。

8. 实验完毕，将控制开关旋钮拨回“0”处，将粗、细调节器以逆时针方向转到“0”处，拔去电源插头。取出滤色片和比色皿，倒出溶液立即将比色皿擦洗干净，将比色皿盖盖在比色皿座上。

[注意事项]

1. 未插入滤色片时，不得将开关拨到“2”处，以免损坏光电池。

2. 每次将滤色片插入时，应保持同一面方向，以防滤色片表面的微小差别影响测量结果。

3. 在实验中如有一较长的间歇时间，就应该将开关旋到“0”或“1”处，避免光电池不必要的曝光，比色皿盖应当随时盖好，防止杂光射到光电池上。

4. 比色皿可以耐酸，但装入强酸时间不宜太久，在使用后应立即清洗。

Ⅱ 581-S型光电比色计测溶液浓度

[仪器描述]

本实验所用仪器为581-S型光电比色计，可用220V交流电作为电源。581-S光电比色计的外形如图15-5所示。

该仪器由光源、单色器、样品室、光电二极管、微电流放大器、对数放大器、数字电压表等部件组成。光路如图15-6所示。

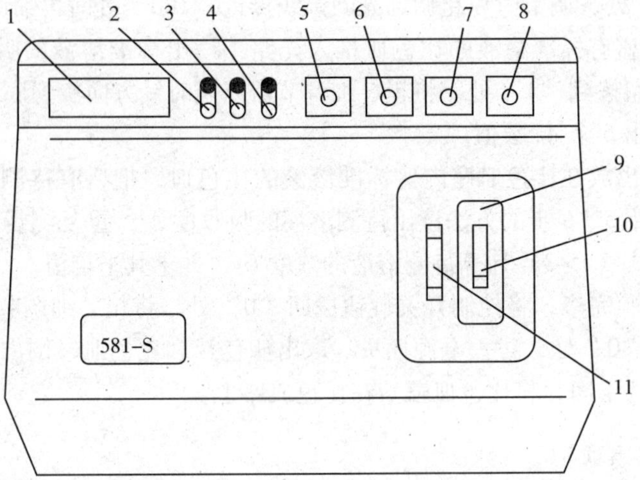

图 15-5　581-S 光电比色计

1. 显示器　2. T 选择开关　3. A 选择开关　4. C 选择开　5. T 粗调节钮　6. T 细调节钮　7. A 调零钮　8. C 校正钮　9. 比色皿座　10. 比色皿盖　11. 滤色片

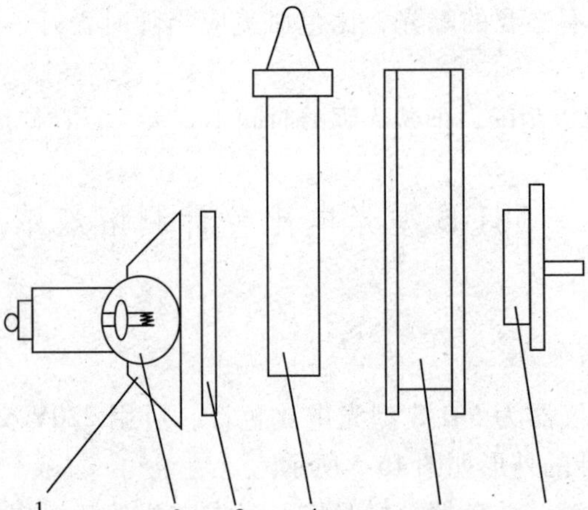

图 15-6　光电比色计光路图

1. 反射镜　2. 灯泡　3. 绝热玻璃　4. 滤色片　5. 比色皿　6. 光电二极管

从灯泡在反射镜内发出的光，透过绝热玻璃和滤色片，再通过装在比色皿内的有色溶液，到达光电二极管，光电二极管产生的电流送至仪器的电路进行放大处理，然后显示测试结果。

仪器的电路图，如图 15-7 所示。

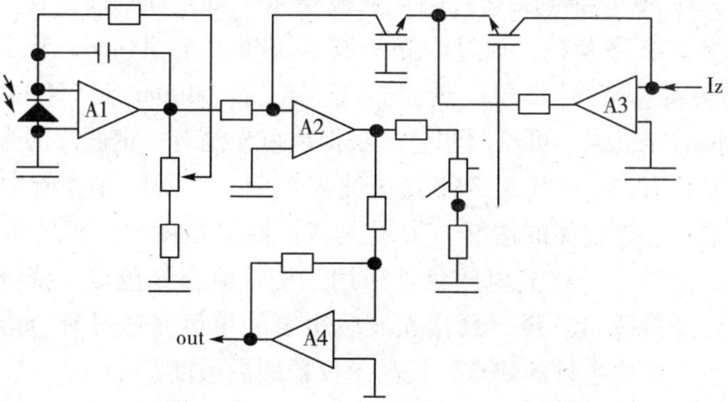

图 15-7　581-S 光电比色计电路图

[实验步骤]

1. 在一只比色皿中注入蒸馏水作空白液，另一只比色皿加入试液。

2. 将两只比色皿插入仪器上活动的比色皿座内，并将比色皿盖盖上，以遮去杂光。

3. 将注入空白液的比色皿推入光路，按下 T 选择开关，调节 T 粗调节钮、T 细调节钮、使显示器的数字为 100. 0，按下 A 选择开关，调节 A 调零钮，使显示器的数字为 0. 000。

4. 将加入试液的比色皿推入光路，按下 T 选择开关，即可读出试液的透光率，按下 A 选择开关，即可读出试液的吸光度 A。重复测量读出 5 个 A_x 数值。用式（15-3）计算待测溶液的浓度 C_x，并求其平均值。

5. 实验完毕，拔出电源插头。取出滤色片和比色皿，倒出溶液立即将比色皿擦洗干净，将比色皿盖盖在比色皿座上。

[思考题]

1. 光电比色计为什么要一互补色滤色片？

2. 同组比色皿透光性的差异对比色有何影响？

Ⅲ 72 型分光光电比色计

581-G 型光电比色计是采用滤光（色）片获得单色光，一般只有三种颜色滤色片，即 50 号绿色，透过的光从波长 400nm 至 570nm，其中以 500nm 波长光最强；42 号紫色，透过的光从波长 400nm 至 500nm，其中以 430nm 波长的光最强；65 号红色，透过的光从波长 640nm 至 760nm，其中以 710nm 波长的光最强。可见用滤色片获得单色光是有一定波段的光，并非纯粹的单色光；而朗伯—比尔定律要求纯粹单色光，所以在分析中常常遇到不符合朗伯—比尔定律的情况。为了提高仪器灵敏度，要求透过光的光波段愈窄愈好。72 型分光光电比色计采用三棱镜将白光色散，获得各种波长的单色光，经过适当选择，只让光波段很窄的单色光透过有色溶液，克服了 581-G 型光电比色计的缺点，提高了仪器的灵敏度。

[仪器描述]

72 型分光光电比色计（又称分光光度计）光学系统简图，如图 15-8 所示。

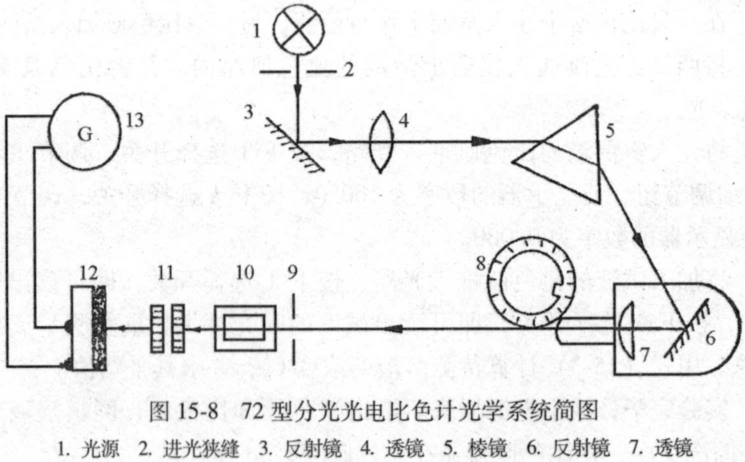

图 15-8 72 型分光光电比色计光学系统简图

1. 光源 2. 进光狭缝 3. 反射镜 4. 透镜 5. 棱镜 6. 反射镜 7. 透镜 8. 波长凸轮 9. 出光狭缝 10. 比色皿 11. 光量调节器 12. 光电池 13. 微电计

一、光源

本仪器以一个10V、7.5A钨丝灯泡作为光源，安装在一个能够上下左右移动的金属架上，使灯泡的灯丝部分能正确地调整于光轴上。光源部分安装于单色器外面的一个金属盒内，周围有通风孔，以便通风冷却。灯泡电源由磁饱和稳压器供给。

二、单色光器

仪器的单色光部分，主要由透镜4、棱镜5、反射镜6、透镜7和波长凸轮8等组成，如图15-8所示。

白色光源经进光狭缝2、反射镜3和透镜4后成为平行光射入棱镜5，经棱镜色散后的各种波长的单色光被镀铝反射镜6反射而经过透镜7，再聚焦于出光狭缝9上（其宽度为0.32mm）。镀铝反射镜和透镜装在一个可以旋转的转盘上，转盘旋转的角度由波长调节器上的一个阿基米德螺线凸轮8带动，所以转动波长调节器可以在出光狭缝后面得到任一波长（其波长数值可以在单色器上直接读出）的单色光。

三、测光机构及比色皿定位装置

比色皿定位装置是装于出光狭缝9的后部。单色光通过盛有被测溶液的比色皿10后，再射入硒光电池12上。射入硒光电池的光强度决定于有色溶液的浓度和液层的厚度，硒光电池根据透过溶液后的光线强度产生相应的光电流。在硒光电池的前面装有一个光量调节器11，以调节进入硒光电池的光通量。

比色皿的定位装置共有四个位置，它的每个位置都可以推在光路上。比色皿光径长度有5mm、10mm、20mm、30mm四种，都是用无色玻璃制造的。

四、微电计

采用镜式微电计作为仪器的读数指示器，它的指示部分是用一个6.3V钨丝灯泡作为光源，它射出的光线在通过一个聚光镜和一个线影片后，被微电计上的凹面反射镜和四块平面反射镜反射到标尺上，成为一个清晰的长方形而中间带有黑线的光斑。钨丝灯泡电源是由微电计内部的变压器供给。标尺的上部刻度为吸收度（光密度），下部刻度为透光率。

有些仪器微电计部分采用AC1911型直流复射式检流计作为仪器的读数指示器。使用时拨到“×0.1”档，灵敏度即足够。

[仪器操作]

1. 把单色光器的光路闸门拨到“黑”点位置后，再将微电计电源开关旋到“开”处。此时指示光斑即出现在标尺上。用“0”位调节器将指示光斑准确地调于透光率标尺“0”位上。

2. 启开稳压器的电源开关和单色器的光源开关，把光路闸门拨到“红”点上（这时单色器光路接通），再以顺时针方向调节光量调节器至光门适当启开，使微电计的指示光斑达到标尺的上限附近。数分钟后待硒光电池趋于稳定，再开始使用仪器。

3. 将单色器上的光路闸门重新拨到“黑”点处，再一次校正微电计的指示光斑于“0”位，立即启开光路闸门。

4. 将蒸馏水或空白溶液装入一比色皿中，置于第一个格内，其余三格装入待测溶液。这样光源打开后，空白溶液正对着光路。

5. 用波长调节器把所需波长调节至对准红线，轻转（顺时针方向或反时针方向）光量调节器，使指示光斑中黑线对准透光率为100%的读数上。

6. 上述手续完毕后，即将待测溶液推入光路进行测量，微电计光斑中黑线的指示读数即为该溶液的吸收度及透光率。

7. 仪器在使用时，应常关闭光路闸门来核对微电计的“0”点位置是否改变。若改变立即调至“0”位置上，才能再测量。

[实验步骤]

一、测四环素 A-C 曲线（吸收度与浓度关系曲线）

1. 用四环素标准品按中国药典配制若干浓度已知的标准溶液。

2. 按中国药典选定单色光的波长。

3. 测出各种标准溶液的吸收度（每次测量前要调“0”）。

4. 在坐标纸上作出四环素在一定波长的单色光照射时，浓度（横坐标）与吸收度（纵坐标）的关系曲线。

二、测定溶液的浓度

1. 测出待测溶液的吸收度，利用标准曲线确定溶液的浓度（测 4 次，每次测量前要调“0”）。求出绝对误差和相对误差，并正确表示该溶液浓度。

2. 测出标准和待测溶液的吸收度，代入公式 $c_x=\frac{A_x}{A_0}c_0$，求 c_x。测 4 次，求出绝对误差和相对误差，并正确表示该溶液浓度。

[注意事项]

1. 仪器工作环境要求清洁、干燥、无尘和无腐蚀性气体，且光线不宜太亮。

2. 仪器应安放在不易振动的台上，以保证仪器的准确度。

3. 仪器应接地线，以保证安全。

4. 仪器连续工作时间不要超过 2 小时，若需要连续使用，则要间歇半小时后再用。

5. 仪器移动或搬动时，必须小心轻放。

6. 为了保证仪器有较高的准确度，测量应尽可能在吸收度值为 0.1～0.65 范围内进行。

[思考题]

1. 分光光度计与光电比色计在光路设计上有何差异？
2. 分光光度计为什么要定期校准光波波长？

实验 16　晶体三极管特性曲线的测定

[实验目的]

1. 掌握使用万用电表判断晶体三极管的管型和电极的方法。

2. 测绘出共发射极接法时三极管的输入和输出特性曲线，并计算 β 值。

[仪器与器材]

稳压电源、微安表、万用电表、实验电路板、三极管、电阻及导线若干。

[实验原理]

一、小功率晶体三极管的判别

1. 判别基极和管型　具体的判别方法有多种，下面介绍一种。

三极管 b、e 间和 b、c 间分别为发射结和集电结，它们的反向电阻都较大，正向电阻都较小。根据这种情况，可任选一个管脚，用万用表的电阻（“×100”或“×1k”）档测量此管脚与另两个管脚间的电阻，如果两次测得的正向电阻都较小，反向电阻都较大，则表明所选管脚为基极。在两次测得的电阻值都较小时，如果接基极的表棒是红棒，则管子是 PNP 型；如果是黑棒，则管子是 NPN 型。（红表棒要接在万用电表“+”端，即表内电池的负极，黑表棒要接在万用电表的“-”端，即表内电池的正极。）

2. 判断集电极和发射极　如图 16-1 所示，利用三极管正接时电流较大、反接时电流较小的原理，可确定集电极和发射极。

判断方法如下：

用万用电表的电阻“×1k”档，两表棒接到尚未确定的两个管脚上，将 100kΩ 的电阻一端接到基极上，另一端接到万用电表的一个表棒上（若是 NPN 型，则接黑表棒；若是 PNP 型，则接红表棒）。这时，若万用电表的读数较小，则电阻与表棒所接触的那只管脚为集电极，另一只管脚为发射极，若万用电表的读数较大，则结论相反。

3. 判断硅管和锗管　用万用电表的电阻“×1k”档测量集电极和基极

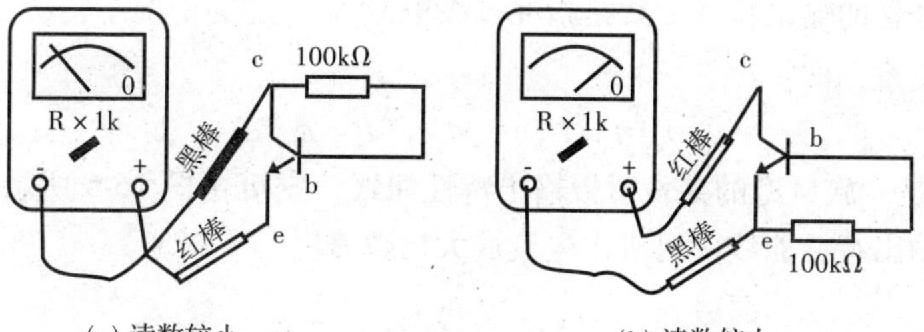

图 16-1　NPN 型三极管集电极和发射极的判别

间的正向电阻。硅管的阻值较大，约在 1kΩ 以上；锗管的阻值较小，约在 500Ω 以下。

二、输入特性曲线

三极管的输入特性曲线是指在 U_{ce} 一定的情况下，I_b 与 U_{be} 之间的函数关系，即

$$I_b = f\ (U_{be})\qquad (U_{ce} = 常数)$$

图 16-2 是一族典型的输入特性曲线。当 $U_{ce}=0$ 时，三极管相当于两个并联的二极管；当 $U_{ce}>0$ 时，输入特性曲线随 U_{ce} 的增大而逐渐右移；当 $U_{ce}>1V$ 时，各条曲线基本上重合。在实际工作中主要应用这条曲线。

三极管的输入特性曲线可由图 16-3 所示的电路测得。

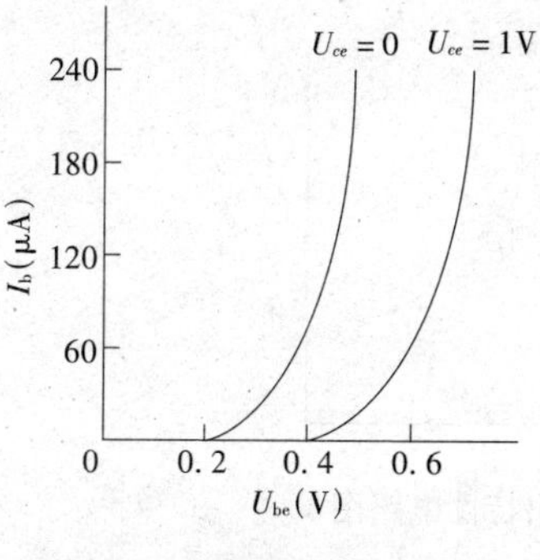

图 16-2　三极管输入特性曲线

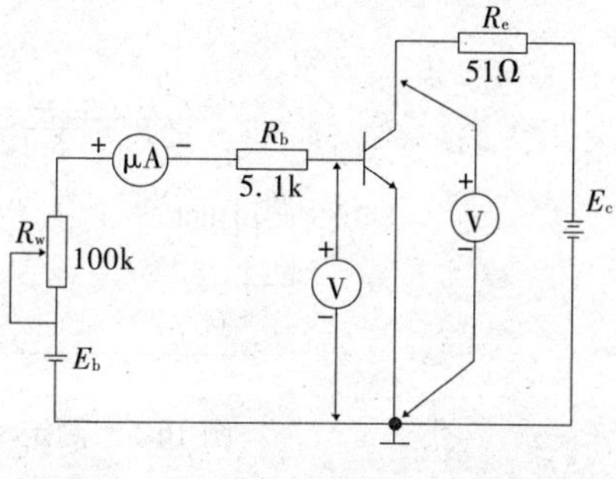

图 16-3　测定三极管输入特性电路图

三、输出特性曲线

三极管的输出特性曲线是指在基极电流 I_b 一定的情况下，U_{ce} 与 I_c 之间的函数关系，即：

$$I_c=f(U_{ce}) \qquad (I_b=\text{常数})$$

图 16-4 是一族典型的共发射极输出特性曲线，它可由图 16-5 所示的电路测得。从输出特性曲线中可求出电流放大倍数 β。

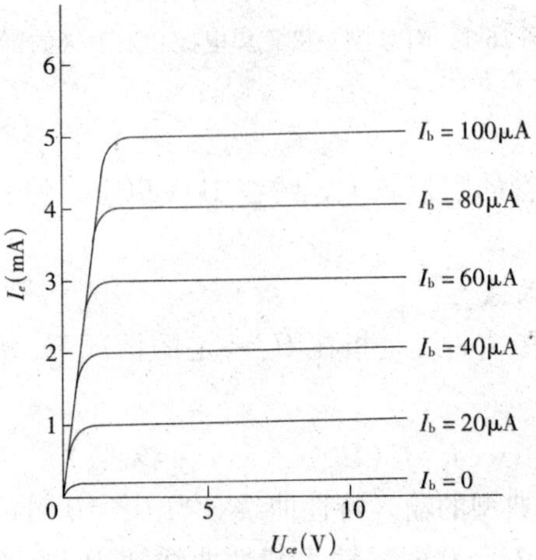

图 16-4　三极管输出特性曲线

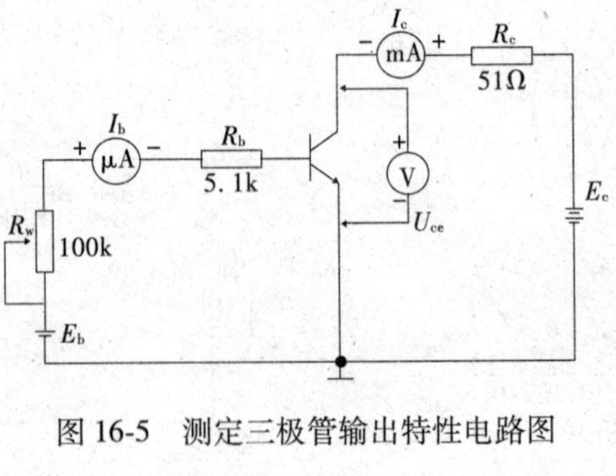

图 16-5　测定三极管输出特性电路图

$$\beta=\left.\frac{\Delta I_c}{\Delta I_b}\right| \quad U_{ce}=\text{常数}$$

[实验步骤]

一、三极管的判别

用万用表的“×1k”档，按原理中所述方法判断待测三极管的管型和电极。

二、输入特性曲线的测定

1. 按图16-3接好线路。

2. 使 $E_b=1.5V$，调节 R_W 和 E_c，分别测出 $U_{ce}=0$、$U_{ce}=0.5V$、$U_{ce}=1V$、$U_{ce}=2V$ 时，I 随 U_{be} 的变化关系。

全部测量结果填入下表：

表16-1 晶体三极管输入特性

$U_{ce}=0$	U_{be}（V）									
	I_b（μA）									
$U_{ce}=0.5V$	U_{be}（V）									
	I_b（μA）									
$U_{ce}=1.0V$	U_{be}（V）									
	I_b（μA）									
$U_{ce}=2.0V$	U_{be}（V）									
	I_b（μA）									

三、输出特性曲线的测定

1. 按图16-5接好线路。

2. 断开 E_b（即 $I_b=0$），调节 E_c 输出不同的电压（0~6V），测量 I_c 随 U_{ce} 的变化关系。

3. 使 $E_b=1.5V$，调节 R_W 使 I_b 维持为20μA，调节 E_c 测量 I_c 随 U_{ce} 的变化关系。

4. 减少 R_W 的阻值，使 I_b 分别维持在40μA、60μA、80μA、100μA，重复步骤3。

测量结果填入下表：

表 16-2　晶体三极管输出特性

$I_b=0$	U_{ce}（V）									
	I_c（mA）									
$I_b=26\mu A$	U_{ce}（V）									
	I_c（mA）									
$I_b=40\mu A$	U_{ce}（V）									
	I_c（mA）									
$I_b=60\mu A$	U_{ce}（V）									
	I_b（mA）									
$I_c=80\mu A$	U_{ce}（V）									
	I_c（mA）									
$I_b=100\mu A$	U_{ce}（V）									
	I_c（mA）									

5. 根据测量结果，在坐标纸上画出输入和输出特性曲线。
6. 取 $U_{ce}=5V$、$I_b=60\mu A$ 和 $U_{ce}=5V$、$I_b=20\mu A$，计算出 β 值。
7. 拆除并整理实验仪器。

[思考题]

1. 使用万用电表的欧姆档时，哪根表棒输出为高电位，哪根表棒输出为低电位？
2. 你能想出用另外的方法判别三极管的管型和基极吗？

实验 17　晶体管单管放大电路

[实验目的]

1. 掌握晶体管放大器的基本原理及电路中各元件的作用。

2. 了解放大器静态工作点的调试方法及工作点对放大作用的影响。

3. 了解集电极电阻、射极电阻、射极旁路电容、负载等的增减对放大器放大作用的影响。

4. 计算放大器的电压放大倍数。

[仪器与器材]

音频信号发生器一台、示波器一台、数字显示万用表一只、单管放大电路板一块、6V 直流电源一个。

[实验原理]

晶体管放大器的作用是将微弱的信号电压加以放大，要求有一定的放

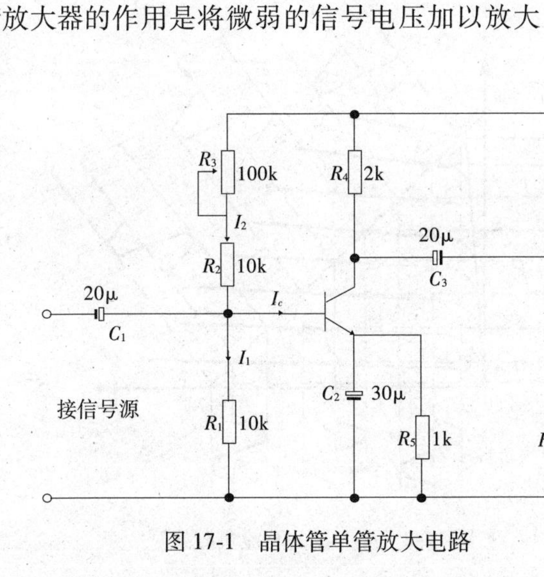

图 17-1　晶体管单管放大电路

大倍数，且要求波形失真小。图 17-1 是一个单管放大电路，输入交流信号 U_{sr}加在基极和发射极之间，放大了的交流信号 U_{sc}从集电极和发射极之间输出，发射极成为输入与输出电路的公共端，所以称为共发射极放大电路。晶体管的静态工作点是指在没有输入信号时，晶体管的 I_b、I_c 与 U_{ce}、U_{be}的值在特性曲线上所确定的点，即图 17-2 中 Q 点。它对放大器的放大作用是至关重要的，不适当的静态工作点将会使放大倍数降低和失真增大。静态工作点一般要求选在直流负载线的中点附近。在图 17-2 中可看出，晶体管压降 U_{ce}与集电极电流 i_c 呈线性关系，即 $U_{ce} \approx E_c - i_c(R_4+R_5)$，这关系又可用图 17-2 中直线 NM 表示，这直线就称为放大器的直流负载线。如果工作点选得偏高（图 17-2 中 Q_1 点），接近负载线的上端，在信号的正半周时，i_c 更大，使得 $U_{ce}=E_c-I_c(R_4+R_5) \approx 0$，放大器“饱和”，造成信号失真。如工作点选得偏低（图 17-2 中 Q_2 点），接近负载线的下端，集电极电流 I_c 及其对应的基极电流 I_b 都很小，I_b 比交流 i_b 峰值要小，当处在信号的负半周时，造成晶体管发射结处于反向偏置，放大器进入截止区，造成信号失真。所以静态工作点选在直流负载线的中心附近为宜。又因为有信号输入时，工作点是沿负载线移动的，正半周时上移，负半周下移，所以即使工作点选在负载线中点附近，如输入信号过大，也会在正半周时使工作点进

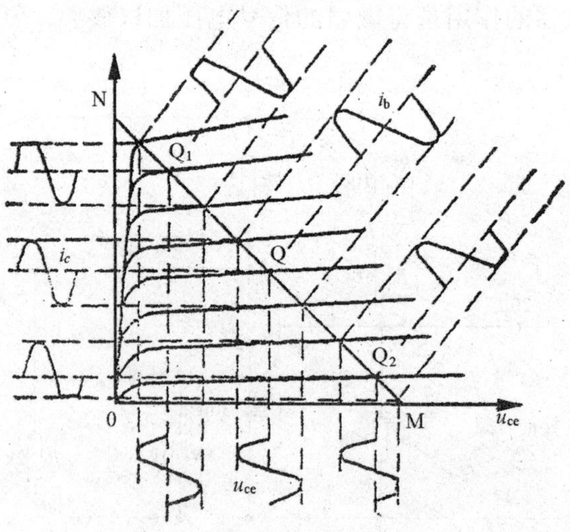

图 17-2　放大器的直流负载线

入饱和区，负半周时进入截止区。要避免这种失真，需使输入信号不要过大。

怎样才能使放大器的静态工作点调整到适当位置呢？关键在于基极偏流电阻的选取。图 17-1 中 R_1、R_2、R_3 为三极管的基极偏流电阻，R_2 和 R_3 为上偏流电阻，R_1 为下偏流电阻，通过它们的分压作用，给基极提供一定电位，其中 R_3 为 0~100kΩ 的可变电阻。改变 R_3 的阻值就可以改变静态工作点。具体关系是：

$$U_b=\frac{R_1}{R_1+R_2+R_3}E_c，［在 I_1\geqslant I_b 的条件下，例如 I_1\geqslant（5\sim10）I_b］$$

$$I_c\approx I_e=\frac{U_b-U_{be}}{R_5}$$

$$U_{ce}\approx E_c-I_c（R_4+R_5）$$

$$I_b=\frac{I_c}{\beta} 或 U_{be}=U_b-I_eR_5$$

可见，调整 R_3 的阻值就可达到调整静态工作点的目的。R_4 为集电极电阻；R_5 为稳定工作点射极电阻。稳定作用的物理过程是：如温度升高，I_c 和 I_c 也随之增大，R_5 上压降 $I_\mathrm{e}R_5$ 也增大，由于基极电位 U_b 固定，所以 $U_\mathrm{be}=U_\mathrm{b}-I_\mathrm{e}R_5$ 将减小，从而使 I_b 减小，最后牵制了 I_c 和 I_e，使它们基本上不变。R_5 既能稳定静态的 I_c 的作用，对变化的信号 i_c 也将起削弱作用，不利于对交流信号的放大。为避免这一不利因素，在 R_5 上并联一个电容 C_2，利用电容对直流和交流的容抗不同，使其对射极的交流起“短路”作用，交流电基本上不从 R_5 经过，因而放大作用不致减弱，所以 C_2 又称“射极旁路电容”。

R_6 为负载电阻（与 R_4 并联，共同为三极管的交流负载）；C_1、C_3 分别为放大器的输入端和输出端的耦合电容，利用电容器对直流电的阻抗大、对交流电的阻抗小的特性，一方面隔断放大器的输入端与信号源之间、输出端与负载之间的直流通道，保证放大器的静态工作点不因输入、输出的连接而发生变化，另一方面又要保证交流信号可以通畅地经过放大器放大，沟通信号源—放大器—负载三者之间的交流通道。交流信号 U_sr 经 C_1、C_2 输入到三极管的基极和发射之间，得到相应的交变基极电流 i_b，由于三极管电流放大作用，引起相应的集电极电流的很大变化，当放大了的集电极电流的交流成分 i_c 流过负载电阻时，就在输出端获得放大了的交流信号电压 U_sc，这样就把三极管的电流放大特性通过负载电阻用电压放大的形式表示出来。对于交流信号来讲，电容 C_1、C_2 和 C_3 的容量较大，容抗甚小，可视为短路；直流电源的内阻甚小，也可看作短路。故放大器的交流通道可画成图 17-3 所示的形式。将图中所有交流值皆取有效值，则有关系 $U_{sr}=I_b r_{be}$，$U_{sc}=I_c R_c=\beta I_b R'_c$。因此，电压放大倍数 $K_u=\dfrac{U_{sc}}{U_{sr}}=\beta\dfrac{R'_c}{r_{be}}$，式中 r_{be} 为晶体管的输入电阻，其数值约在 1kΩ 左右；R_e' 为 R_4 和 R_6 的并联值。

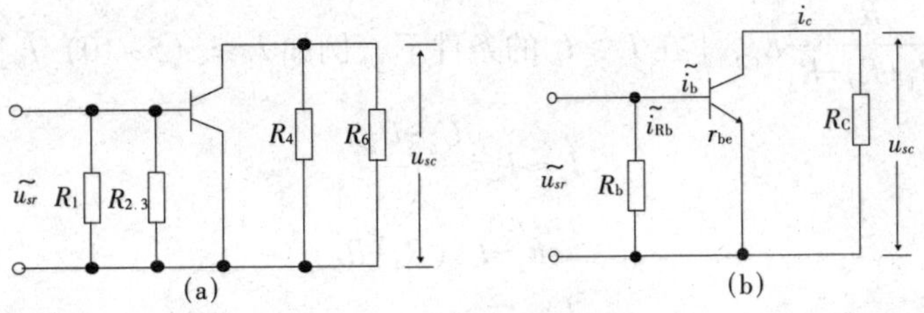

图 17-3　交流等效电路

U_{sc} 和 U_{sr} 可由数字显示万用电表测得，也可用示波器测其相对比值，进而求得 K_u。通过测量，可帮助理解 K_u 与 β、R_c 以及前面所述的 C_2 等元件的关系。

［实验步骤］

1. 按照图 17-1，连接好实验装置。

2. 检查无误后，接通 6V 直流电源，在输入端接入 1kHz、10mV 左右的正弦信号。调节 R_3，使 $R_3=0$，记下这时示波屏上波形的形状和大小（占屏上的格数）；使 $R_3=100\text{k}\Omega$，记下这时示波器显示的波形和大小；调节 R_3 使输出波形不失真，且幅度最大，记下这时示波器显示的波形和大小；保持其他旋钮不动，仅使输入信号从 10mV 逐渐增强，直至示波器上正弦波形的上、下峰刚要被截去时为止，记下这时输出的波形和大小。

3. 保持步骤 2 中 R_3 的阻值不变，撤去信号源，用万用电表测量 E_c、U_{ce}、I_b、I_c 四个值。作出直流负载线，并在其上标出适中的静态工作点的位置。将 R_3 调到 0，测量这时 U_{ce}、I_b、I_c 的值，并标出与这阻值对应的静态工作点在直流负载线上的位置。将 R_3 调到 100kΩ，再测量上述三个量的值，并标出其对应工作点的位置。然后根据工作点在直流负载线上的位置来分析步骤 2 中波形失真的原因。

4. 接入信号源，输入 1kHz、10mV 左右的正弦信号，调节 R_3 到适当的阻值，改变 R_6 的阻值，使其分别为 2kΩ、10kΩ、∞（即输出开路）。用示波器观察对应 R_6 各值的输出波形幅值，或用万用电表分别测出各次输入电压和输出电压的数值，进而求出各次电压放大倍数 K_u 之值，保持 $R_6=\infty$ 和其他值不变，仅使 C_2 断开，再重复上述步骤，求出这时 K_u 之值，并一一记录之。

[思考题]

1. 为什么说正确选择静态工作点对放大器的放大作用是至关重要的？如何正确选择静态工作点？

2. 图 17-1 中，C_1、C_2、C_3 的作用是什么？

3. 步骤 2 中，$R_3=0$ 和 $R_3=100\text{k}\Omega$ 时的失真与输入信号过大引起的失真有什么不同？原因何在？

4. R_6 取不同值时 K_u 的数值不同其原因何在？在其他条件不变的情况下，C_2 断开与不断开，K_u 有无变化？若有，怎样变化？原因何在？

实验 18　恒温控制电路

[实验目的]

1. 了解晶体三极管恒温自动控制电路的原理。
2. 装置一种简单的恒温自动控制电路。

[仪器与器材]

恒温自动控制电路实验板一块、水银导电温度计一支、220V、60W 电灯泡一只、继电器一个，万用电表一只以及电烙铁等。

[实验原理]

在医学科学研究、医院药房和药物生产过程中，常常需要将温度控制在一定的范围之内，这可以通过恒温控制电路来实现。这种控制电路种类很多，本实验采用晶体管电路，用水银导电温度计作为感温元件。

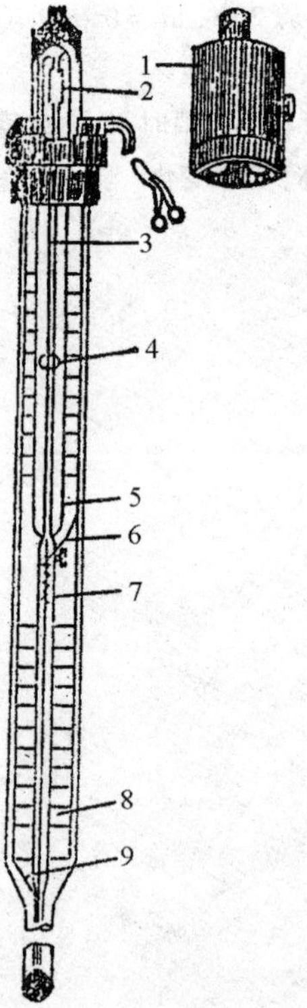

图 18-1　水银导电温度计

1.磁铁　2.方形软铁　3.细丝杆　4.螺母　5.扁形玻璃　6.金属丝的引线　7.金属丝　8.刻度板　9.水银引线

水银导电温度计的构造如图 18-1 所示，它比一般水银温度计复杂一些，在水银温度计的基础上，把真空扁平玻璃管 5 接长，里面装上金属探针 7，探针上端固定在扁形螺母 4 上，而螺母拧在细丝杆 3 上，图中可以看到探针下部，其上部被丝杆挡住。旋动丝杆便可调节螺母的上下位置，而螺母与探针是保持上下同步移动的，因而也就调节了探针的上下位置。螺母上沿指示的温度与探针下端所指示的温度相同。在细丝杆上端固定一块长方形软铁2，在调节温度时，把磁铁1套在其上，旋动磁铁，软铁块和细丝杆即随之转动，这样就调节了螺母和探针下端触点的位置。在探针中部有一螺旋丝与之接触，由另一金属线6引出，9是水银的引线，这两根引线都从温度计上端用导线引出管外，接入温度控制电路。水银导电温度计有0~50℃、0~100℃、0~200℃等多种规格，图示的是0~100℃的一种。

控制电路如图18-2所示。图中 R_1 和 R_2 是偏流电阻，其中 R_2 是可调的，用来调节基极电流。图中A、B两点与水银导电温度计的两根引出线相连。继电器J的线圈接在三极管的集电极回路里。电热器通过继电器的常开触点K，接到220V交流电源上，电热器可以是电炉丝、电灯泡或其他发热元件，本实验用的是电灯泡（220V、60W）。

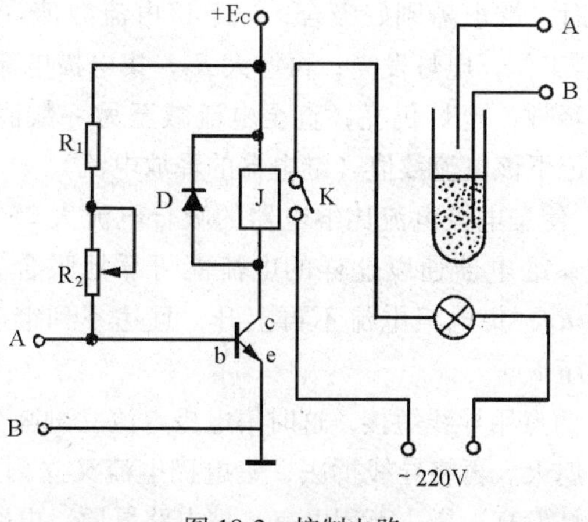

图18-2 控制电路

把水银导电温度计插入欲控制温度的液体里或容器内（本实验控制电灯泡上方的空间温度），接通控制电路的直流电源及电热器电路的交流电源。如果这时的温度低于预定温度（如上所述，预定温度可通过旋转磁铁1来调节），温度计中的水银柱和探针之间不接触，即图中A、B两点断开。电源电压通过偏流电阻 R_1 和 R_2 加到三极管的基极与发射极之间，适当调节 R_2 使集电极电流大于继电器的吸合电流，继电器动作，常开接点K处于闭合状态，电热器与交流电源接通，电热器工作，温度逐渐升高。当温度升到预定温度时，温度计中水银柱与探针相接触，图中A、B两点接通。这时，三极管基极和发射极短路，所以基极电流立刻降为0，集电极电流也随之变得很小（近似为0），继电器释放，常开接点K打开，切断交流电源，电热器停止工作，温度逐渐降低。当温度低于预定温度时，又重复上述过程，这样周而复始，就达到了恒温控制的目的。

继电器释放时，线圈能产生自感电动势。为了保护三极管，与继电器线圈并联一个二极管D，它给自感电动势提供了放电通路。

［实验步骤］

1. 先不接入水银导电温度计，按图18-2接好电路，反复检查无误后再接通直流电源和加热器（电灯）的交流电源。

2. 把万用表拨到电流档，串联在集电极回路中，调节可变电阻 R_2，集电极电流应随之变化。使 R_2 逐渐由大到小变化，集电极电流就由小逐渐增大，至某一数值时，继电器刚好吸合，记下该电流数值（继电器的吸合电流），这时加热器工作，电灯发亮；再增大 R_2，集电极电流又逐渐减小，但继电器并不立即释放，电灯仍亮，直至电流减至另一数值时，继电器才释放，电灯熄灭，记下该电流数值（继电器的释放电流）。

3. 调节 R_2，使集电极电流比继电器的吸合电流大25%~30%，这是继电器的工作电流，继电器通以这样的电流能可靠地吸合。在调整过程中，如果进一步减小 R_2，集电极电流不再上升，且达不到继电器的工作电流，则应提高电源电压 E_c。

4. 将A、B两点用导线短接，这时集电极电流立刻减少，接近于0，继电器释放，电灯熄灭。再将导线拆去，集电极电流又立刻上升为工作电流，继电器吸合，电灯发亮。撤去万用电表，把电路复原。电路调整完毕。

5. 调整水银导电温度计的温度（例如比室温高10℃）。把水银导电温度计的两根引线接到A、B两点，置水银导电温度计于电灯上方，但不能与电灯接触。观察电灯是否交替亮灭，并观察水银导电温度计指示的温度是否在一定的范围内变化。

6. 断开交流和直流电源。拆除线路，整理器材。

［注意事项］

1. 水银导电温度计极易损坏，使用时要特别小心。

2. 继电器的接点上有220V交流电压，注意安全，交流电源接通时，绝对不能用手直接接触继电器的接点。

[思考题]

1. 二极管 D 为什么能对三极管起保护作用？如果二极管 D 的极性接反，结果怎样？
2. 如果使用继电器的常闭接点来控制加热器电源，线路应如何改动？

实验19　晶体管稳压电路

［实验目的］

1. 安装一简单的稳压电源，并观察整流、滤波和稳压后的电压波形。
2. 了解稳压电源的性能。

［仪器与器材］

印刷电路板一块、稳压电源零件一套（见电路图）、万用电表、电流表（量程大于120mA）、示波器、调压变压器、输出电压为0~20V的可调稳压电源。

［实验原理］

图19-1为整流、滤波及稳压电路的原理图。

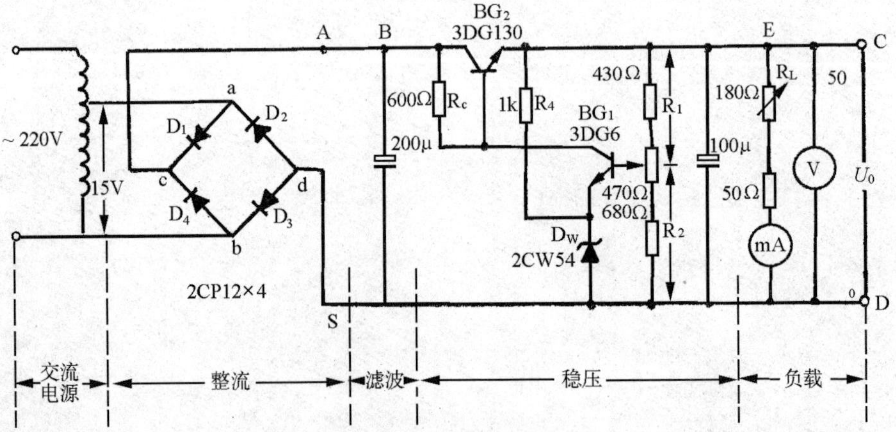

图19-1　整流滤波稳压电路

利用二极管单向导电性，将交流电变为直流电的过程称为整流。通过整流电路输出的电流是单向脉动电流，为了使电流平稳，整流后加入滤波电路以去除脉动成分。

本实验系用最常用的桥式整流和电容滤波电路。所谓桥式整流就是将四个整流二极管按图 19-1 所示电路接成桥式，调压变压器次级输出的交流电压加到电桥的 a、b 上，整流输出的直流电压由 c、d 取出。当交流电压为正半周时，D_1、D_3 导通；负半周时，D_2、D_4 导通。这样不论交流电正半周还是负半周，负载 R_L 上均有相同方向的电流通过。这就是全波整流。因四个二极管接成桥式，故又名桥式全波整流电路。

当负载变化或整流器输入电压变化时，其输出电压将随着变化。为了使其输出电压基本上不变，本实验采用带有放大环节的串联型稳压电路。图 19-1 中 BG_2 为调整管，BG_1、R_c 等组成一个放大器。D_W 为一稳压二极管，它的稳定电压为 U_W，R_4 限流电阻。R_4 与 D_W 组成一简单的二极管稳压电路，使 BG_1 发射极有一基准电压 U_W，R_1、R_2 组成分压器，使 BG_1 的基极电位为：

$$U_{b1}=\frac{R_2}{R_1+R_2}U_0=U_{be1}+U_w\approx U_w$$

$$即\ U_0=\frac{R_1+R_2}{R_2}U_w$$

这电路包括四个环节：

采样：由 R_1、R_2 组成的分压器构成。

基准：由稳压管 D_w 和 R_4 组成。

比较放大：由 BG_1 和 R_c 等组成。

调整：由调整管 BG_2 组成。

这样，由采样环节将输出电压 U_0 的变化取出一部分（即所谓采样）送到比较放大器基极与基准电压 U_w 进行比较放大。假如 U_0 由于某种原因（如输入交流电压或负载的变化）而变化时，比较放大器就把这种变化信号放大并送给调整管，使调整环节产生相反的变化来抵消输出电压的变化，从而达到稳压的作用。

从式 $U_0=\frac{R_1+R_2}{R_2}U_w$ 可看出，只要调节 R_2 输出电压便可以得到调节以满足需要。在本实验电路中加接一只 470Ω 可调线绕电阻，供调节用。

[实验步骤]

1. 将各元件按图 19-2 所示装接在印刷板上。

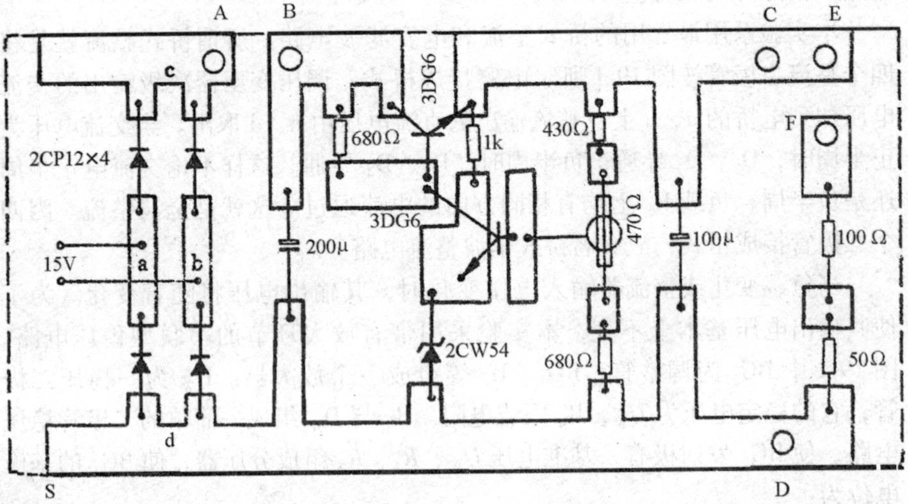

图 19-2　印刷线路板

2. 接上电源，用示波器观察整流后的波形。

实验时，首先将一头带香蕉插头的导线插入 D 插座中，其另一头接到示波器输入端的“接地”接线柱上。然后，把同样的另一根导线一头插入 A 插座中，另一头接到示波器输入端的 Y 接线柱上。从示波器荧屏上观察整流波形，并用万用电表测量电压大小。

3. 观察滤波后的波形。

将一头带香蕉插头的导线插到 B 插座中，其另一头的鳄鱼夹头夹在 A 处，从示波器荧光屏上观察滤波波形，并用万用电表测量电压大小。

4. 观察稳压电源输出端的电压波形。

首先将香蕉插头由 A 处放开改夹在 C 处。然后将毫安表（万用电表的毫安档）上两表棒分别插入 E、F 插座中，调节 R_2 使表中 $I_0=100\text{mA}$。用示波器观察 CD 两端电压波形，并用万用电表测量电压大小。

5. 观察交流电源电压变动时输出电压稳定情况。

输入交流电源电压可由调压变压器供给，观察输入电压变动 ±10% 时，输出直流电压变化情况。

6. 观察负载电流变动时输出电压稳定情况。

保持输入交流电源电压不变，改变负载电阻 R_L 的大小，观察输出直流电压变化情况。

7. 调节电位器 R_w，观察输出电压变化范围（负载电阻取 150Ω）。

8. 拆除线路，整理元件。

[注意事项]

1. 通电测试前先检查输入端有无短路。用万用电表（1kΩ 或 100Ω 档）测量实验稳压电源输入端电阻，约 900Ω。如图 19-3 所示。

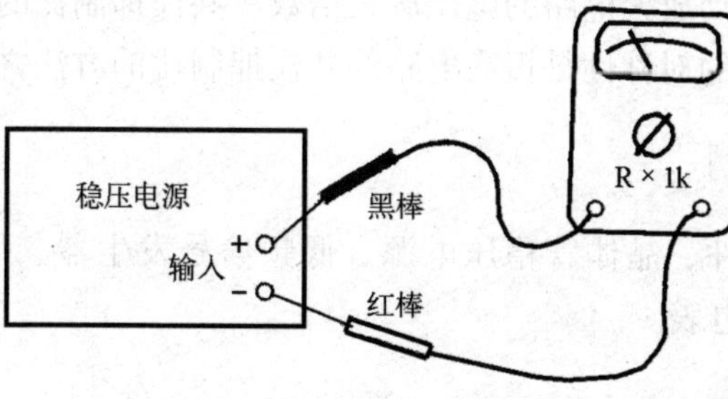

图 19-3　检查输入端电阻的方法

2. 还要检查输出端有无短路。用万用电表（1kΩ 或 100Ω 档）测量输出电阻，约 80~100Ω。若有短路应先排除，再接通电源。

[思考题]

1. 在桥式整流电路中，若 D_4 断开，则是何种整流？整流后的波形如何？
2. 如何改变稳压电源输出电压的大小？

实验 20 差动放大电路

[实验目的]

1. 了解差动放大电路的性能和特点。
2. 学习对差动放大电路的电压放大倍数、共模抑制比的测量方法。
3. 了解电路的对称性是提高电路的共模抑制比的方法之一。

[仪器与器材]

线路板与元件、晶体管稳压电源、低频信号发生器、低频示波器、低频毫伏表、万用电表。

[实验原理]

在医学、生理和经络的研究中，经常要把极为微小的直流电或频率很低的生物电信号（如心电、脑电、肌电等）加以放大，这就需要使用多级的直流放大器。但这种放大器有严重的零点漂移现象，特别是第一级的零点漂移对放大器的性能影响最大。差动放大电路就是一种零点漂移非常小的直流放大电路，因此常用它来作为直流放大器的第一级放大电路，称为前置放大级。图 20-1 是一种典型的差动放大电路，是由完全对称的两个单管放大电路组成。信号电压由两管的基极输入，放大后的输出电压由两管的集电极取出。由于输出电压与两个输入端的输入信号之差成正比，所以这种放大器称为差动放大器。现在讨论这种典型电路的基本性质和特点。

一、电压放大倍数

1. 差模信号　如果在放大电路的两个输入端加入两个大小相等、极性相反的信号，那么，这对信号称为差模信号。差动放大电路是用来专门放大这种信号的。

由于电路的对称性，两个单管放大电路的电压放大倍数 K 相等，即：

$$K=\frac{u_{01}}{u_{i1}}=\frac{u_{02}}{u_{i2}}=K_1=K_2$$

当差模信号电压从两管集电极之间输出时，则：

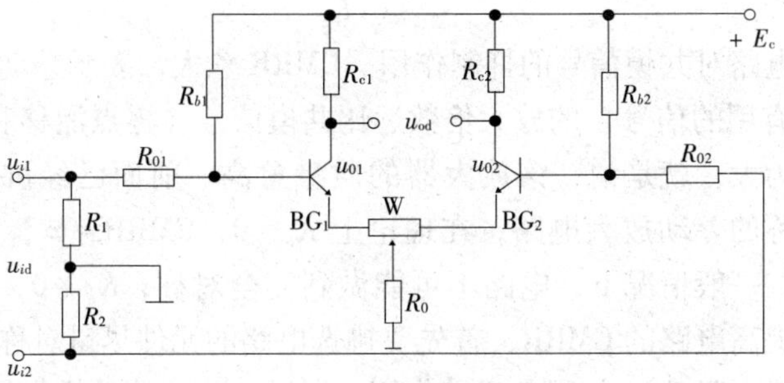

图 20-1　典型差动放大电路

$$u_{0d}=u_{01}-u_{02}=K\ (u_{i1}-u_{i2})\ =Ku_{id}$$

设差模信号电压的放大倍数为 K_d，则

$$K_d=\frac{u_{0d}}{u_{id}}=K$$

可见，差动放大电路在双端输入和双端输出时，其电压放大倍数 K_d 和单管放大器的电压放大倍数 K 相等。

2. 共模信号　如果在放大电路的两个输入端输入大小相等、极性相同的信号，则这对信号称为共模信号。零点漂移、50Hz 交流电源的干扰等，都属于共模信号。

由于差动放大电路是完全对称的，所以在加入共模信号后，两管的集电极电流的变化相同。因此，两管的集电极电位仍相等，输出电压仍为零，可见，电路完全对称的差动放大器对共模信号来说，其放大倍数 $K_c=0$。因此，在理论上这种电路可以完全有效地抑制零点漂移以及交流电源的干扰信号等对输出电压的影响。

但是，要获得完全对称的电路是困难的。事实上，除了挑选电路元件的参数尽可能相等外，在电路中通常加入电位器 W，调节它，使电路初步达到平衡状态。此外，射极电阻 R_e 的负反馈作用，可进一步抑制放大器对共模信号的放大作用。一般说来，这种差动放大电路对共模信号的放大倍数 K_c 是比较小的，但不为零。

二、共模抑制比

对于双端输入、双端输出差动放大电路的共模抑制比（用符号 CMRR 表示），它的定义为：

$$CMRR=\frac{K_d}{K_c}$$

它说明放大电路对共模信号的抑制作用。CMRR 愈大，表示差动放大电路对差模信号（有用的信号）的放大倍数远比共模信号（零点漂移和干扰信号）的放大倍数为大，就是说，该放大器的质量愈高。前面已经讲过，对于理想的完全对称的差动放大电路，在理论上 $K_c=0$，CMRR $=\infty$，电路完全没有漂移输出。一般情况下，电路不可能做到完全对称，$K_c\neq0$，CMRR 就会减小。为了提高电路的 CMRR，首先要挑选电路的元件尽量对称；另外，尽可能增大射极电阻 R_e。加强负反馈作用，以进一步抑制共模信号的放大。

[实验步骤]

实验电路如图 20-2 所示，实际上它就是图 20-1 的具体电路。信号源用低频信号发生器产生，其输出接至 1、2 两点时，电路输入差模信号；如将 1、2 两点短路，并将信号源输出接至 0、1 两点时，电路输入共模信号。

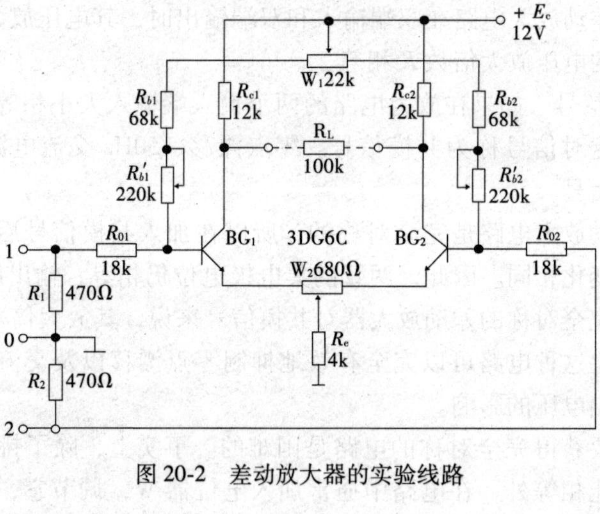

图 20-2 差动放大器的实验线路

输入、输出的电压可用低频毫伏表或低频示波器进行观察和测量。

1. 测量在对称平衡的条件下，差模信号的电压放大倍数 K_d 和共模信号的电压放大倍数 K_c，并算出 CMRR 值。

(1) 调整静态工作点 采用配对管 BG_1 和 BG_2 做实验。接通 E_c，调节

可变电阻 R_{b1}'和 R_{b2}'，使 BG_1 和 BG_2 的 U_{ce1}与 U_{ce2}均为 10V 左右。

（2）调节零点电位器 W_1 和 W_2，使电路对称平衡　在调 R_{b1}'和 R_{b2}'时，互相会影响。在调到 $U_{ce1} \approx U_{ce2}$时，可把输入端 1、2 和 0 三点短路；在输出端接入万用电表，调节电位器 W_1 使输出电压值逐渐减到零。再调 W_2 使输出电压为零。此时电路已呈对称平衡状态。

注意：在调零时，先用万用电表的稍高电压档进行粗调，最后用最小量程电压档进行细调。

（3）测量 K_d、K_1 和 K_2 值　撤去输入端的短路，从 1、2 两点输入 f= 20Hz、有效值约为 100mV 的低频差模信号，用低频示波器或毫伏表分别测出输入电压值及双端、各单管输出的电压值，然后分别算出双端输出的放大倍数 K_d 及单管输出的放大倍数 K_1 和 K_2。

（4）测量 K_c、K_1'和 K_2'值　撤去低频信号源，将输入端 1 和 2 短接，再将低频信号源的输出端接到 1 和 0 两点，输入 f = 20Hz、有效值约为 100mV 的共模信号。用低频示波器或毫伏表分别测出输入电压值及双端、各单管输出的电压值。然后分别算出 K_c、K_1'和 K_2'的值。

（5）由 K_d 和 K_c，算出 CMRR

2. 在电路不对称平衡条件下，测量 K_d、K_c 及 CMRR 值　为了显示配对管抑制零点漂移的作用，用不配对管 BG_1'接入电路取代 BG_1，进行实验。重新调节电位器 W_1 和 W_2，使电路处于平衡状态。然后依次测出 K_d 和 K_c 值，计算 CMRR 值，并与配对管进行比较。

[思考题]

1. 什么叫做零点漂移？为什么会出现零点漂移？交流放大器是否也有零点漂移现象？

2. 差动放大电路为什么能够减小零点漂移？

3. 对地输出 100Hz 的信号，问能否直接接到图 20-2 中的 1、2 两点去进行放大？

实验 21　多谐振荡器

[实验目的]

1. 了解多谐振荡器电路的结构及基本工作原理。
2. 安装多谐振荡电路。
3. 观察多谐振荡器的输出波形。
4. 了解时间常数对输出波形的影响。

[仪器与器材]

双踪示波器、万用电表、干电池 6V 一块、印刷电路板一块、二极管 2AP9 两只、电阻 1kΩ、16kΩ、43kΩ 各两只、电容 0.01μF、2200pF 各两只、三极管 3DG6 两只。（或 CO36 集成块一块、3300pF 电容两只、22kΩ 电阻两只）。

[实验原理]

一、分立元件组成的多谐振荡器电路原理

图 21-1 为自激多谐振荡器电路。它是由两级单管放大电路经电容正反馈耦合而成，通电后，两管开始都可能导通，由于偶然因素，若 BG_1 的电流 i_{c1} 略有增大，则下述雪崩式的正反馈过程将使 BG_1 饱和导通，BG_2 截止。

$$\to i_{c1}\uparrow \to u_{c1}\downarrow \to u_{b_2}\downarrow \to i_{b_2}\downarrow \to i_{c_2}\downarrow \to u_{c_2}\uparrow \to u_{b_1}\uparrow \to i_{b_1}\uparrow \to$$

此时，$U_{c1}=U_{ces}=0.3V$。BG_2 变截止时，集电极电势 U_{c2} 突然上升，但电容 C_2 上电压不可能突变，电源 E_c 经 R_{c2} 和 BG_1 发射结以时间常数 $R_{c2}\cdot C_2$ 向 C_2 充电，U_{c2} 按时间常数 $R_{c2}\cdot C_2$ 上升达到 E_c 值；同时，可以证明，由于电容 C_1 的放电作用，经过 $T_1=0.7R_{b2}\cdot C_1$ 后，BG_2 开始导通。同样，正反馈过程使 BG_2 饱和，BG_1 截止，此时，$U_{c2}=U_{ces}=0.3V$。由于电容 C_1 的充电作用，

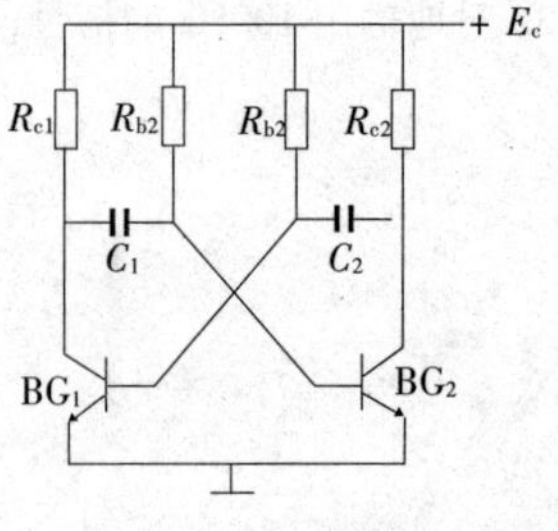

图 21-1　自激多谐振荡器原理图

使 U_{c1} 波形按时间常数 $R_{c1} \cdot C_1$ 上升达到 E_c 值。同时，由于电容 C_2 的放电作用，经过时间 $T_2=0.7R_{b1} \cdot C_2$ 后，电路再次翻转，这样便形成自激振荡。

U_{c1}、U_{c2} 波形如图 21-2 所示。

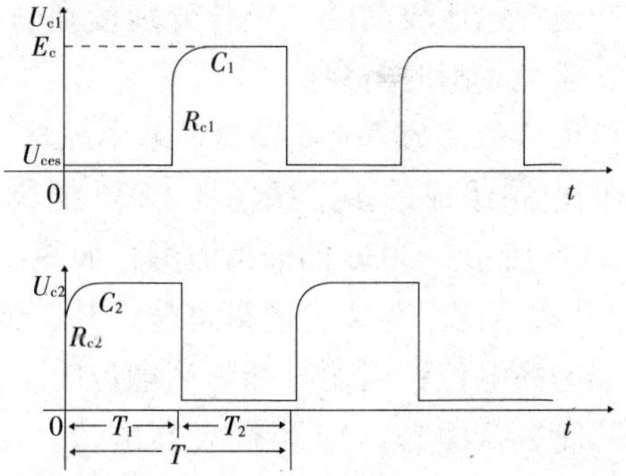

图 21-2 集电极电势波形

输出脉冲周期 $T=T_1+T_2=0.7\ (R_{b2}C_1+R_{b1}C_2)$。若电路对称，$R_{b1}=R_{b2}=R_b$，$C_1=C_2=C$，$R_{c1}=R_{b2}=R_c$。

则：

$$T=1.4R_bC$$

$$f=\frac{1}{1.4R_bC}$$

图 21-3 为带保护二极管的多谐振荡器的原理图。加保护二极管的原因是因为晶体管发射结反向击穿电压 BV_{BRO} 约在 3~5V 之间，但在自激多谐振荡器

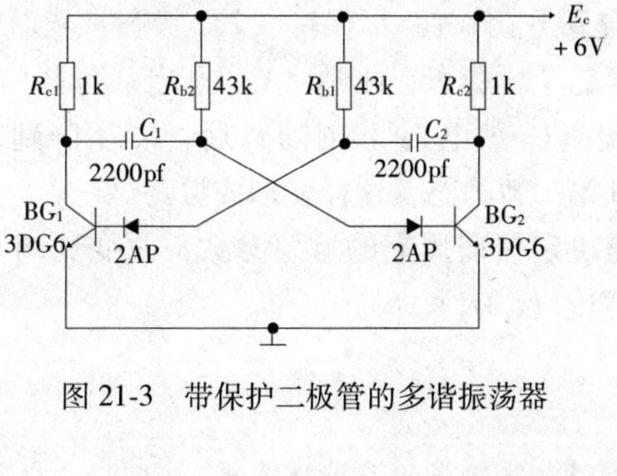

图 21-3 带保护二极管的多谐振荡器

的状态反向过程中，由电容放电所造成的反向电压将加在截止管的发射结上，其大小几乎与电源电压相等。一般电源电压高于5V，因而截止管的发射结将引起瞬时击穿。当然，这种击穿虽不致烧坏管子，但却使振荡频率不稳定，并在使用一段时间后晶体管的性能也将发生变化。为了克服这一缺点，选取两个反向击穿电压较高的二极管分别接到两个晶体管的基极上，起到了隔离的作用，避免了瞬时击穿。

二、集成与非门电路组成的多谐振荡器的基本原理

图21-4是与非门电路组成的多谐振荡器C036插脚位置图；C036的基本电路组成，如图21-5所示；C036的输出波形，如图21-6所示。

图21-4中A和B表示两个与非门逻辑符号。其逻辑功能是当输入端为低电位时，则输出端为高电位；当输入端为高电位时，则输出端为低电压。通常正逻辑以“0”代表低电位，“1”代表高电位。C_1、C_2为耦合电容，R_{b1}、R_{b2}为基极偏置电阻。

对比分立元件组成的多谐振荡器基本电路，就可以看出，它们具有共同特点——电容耦合。我们知道，电容两端电压不能突变，电容的充放电需要一定的时间，充放电曲线按指数规律变化。

设A门输出由“0”变“1”，U_a=“1”，产生正跳变，经C_1耦合，促使B门输出由“1”变“0”。U_b=“0”，又经C_2耦合，保证A门输出为“1”，这就形成一个暂稳态。此时，A门关闭（截止）而B门开启（导通）。

造成状态转化的主要原因是电容器的充放电。上述暂稳态刚形成，C_1就充电（C_2放电），使U_d逐渐下降，经时间t_1，U_d下降到B门关门电平时，B门关闭，U_b=“1”，经C_2耦合到A门输入端促使A门开启，U_a=“0”，又经C_1耦合到B门，使U_b保持“1”状态，从而使多谐振荡器从第一个暂稳态转到第二个暂稳态，此时，A门开启，而B门关闭。

此后，C_2充电（C_1放电），经时间t_2后，U_e下降到A门关门电平，经过正反馈，又回到第一暂稳态，这样就形成振荡。

电阻和电容是决定振荡周期的重要参数，改变这两个参数可以改变输出波形周期T和宽度（t_1+t_2）。

[实验步骤]

一、集成与非门电路组成的多谐振荡器

实验时可使用CMOS中四“与非”门C036。它共有四组独立的“与

非”门（A、B、C、D）。每组有两个输入端，其插脚位置如图 21-4 所示。

每组构造和逻辑功能相同。使用电源电压为 6～15V。本实验可使用 A、B 两组。为防止干扰信号输入，我们可将两输入端 1、2 与 4、5 分别合并作为一个输入端，然后，分别接于图 21-5 的 c、d；图 21-4 中的 3，6 分别接于图 21-5 的 a，b。电源电压可使用 6V。其正、负极分别与图 21-4 中的 14 和 7 连接。再按图 21-5 连接电路，则在 a、b 端即可得图 21-6 所示的输出波形。

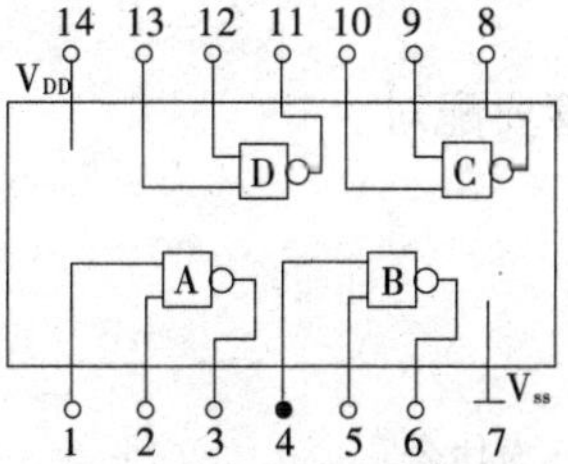

图 21-4　CO36 插脚位置图

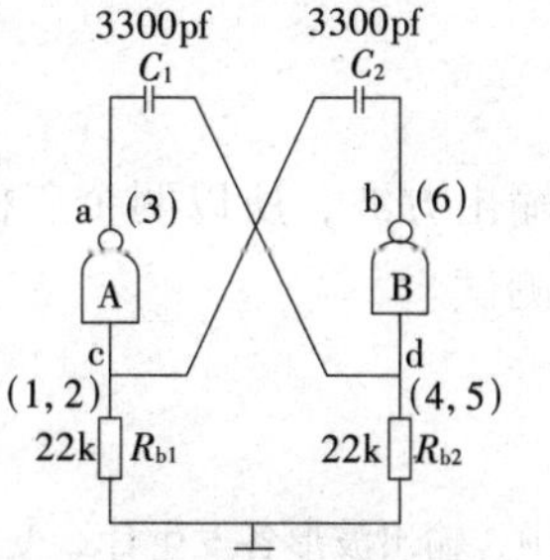

图 21-5　集成与非门组成的多谐振荡器

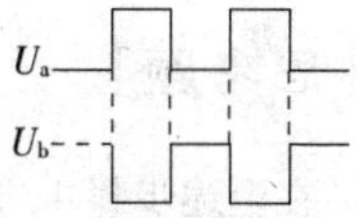

图 21-6　输出波形

二、分立元件组成的多谐振荡器

1. 根据多谐振荡器原理图 21-3，将元件装接在如图 21-7 所示的印刷电路板上。

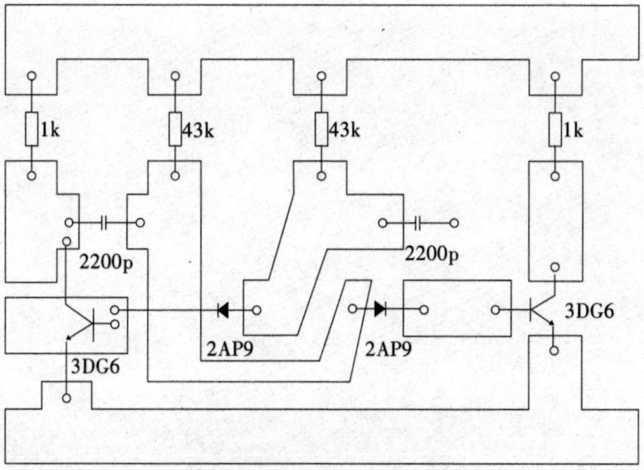

图 21-7　印刷线路板

2. 静态测试　即断开耦合电容 C_1 和 C_2，检查二管是否处于饱和状态，用万电表测量晶体管 c、e 极的电压 U_{ce}，若 U_{ce} 值等于晶体管的饱和压降 $U_{ces}=0.3V$ 时，则该管处于饱和状态。

3. 动态测试　接上 C_1 与 C_2，用示波器直接观察输出波形 U_{c1} 和 U_{c2}，并分别描绘波形。

4. 将 R_b 由 43kΩ 换为 16kΩ 时，观察波形。

5. 将 C 由 2200pF 变为 0.01μF 时，观察波形。

[注意事项]

1. 由于实验要求输出方波，所以两个三极管要配对。
2. 不要忘记静态测试。

[思考题]

1. 在上述步骤 4、5 中，输出波形各发生什么变化，为什么？
2. 多谐振荡器的振荡频率由哪些因素决定？

实验 22　电子针疗仪

[实验目的]

1. 了解电子针疗仪的工作原理。
2. 掌握制作简易电子针疗仪的方法。

[仪器与器材]

电针仪印刷线路板及元件一套、稳压源和示波器各一台、电烙铁、烙铁架、镊子和尖嘴钳各一把、砂皮、松香和焊锡若干。

[实验原理]

电针是近代发展起来的一种针法，是利用脉冲电流通过毫针对人体产生刺激作用。它常用于治疗神经系统的疾病，如：神经麻痹、神经痛，还用于针刺麻醉等。对针刺适应证需作较强或较长时间刺激时，一般均可选用电针。

电针治疗须有电子针疗仪（简称“电针仪”）。常用电针仪所输出的电流（电脉冲）一般是双向的尖脉冲，也有双向的方波或正弦波；电脉冲的频率一般是以每分钟几十次至每秒钟几百次不等，临床上人体电针的有效刺激，最小约为 0.5V，最大约为 13V，一般为 3~6V。电针输出不宜用直流电（包括单向电脉冲），因其容易灼伤组织，且在较长时间通电以后，容易引起针体电解而产生断针等意外事故。

电针仪的种类很多，目前以用半导体元件装制的电针仪使用最为方便。其优点是：①体积小、重量轻、便于携带；②耐震，经久耐用；③省电，不受交流电源的限制，使用安全。

本实验所用电针仪线路如图 22-1 所示，该电针仪采用了自激间歇振荡器。

图中，BG 为 PNP 型低频大功率管 3AD6，工作于开关状态。W1 为带开关电位器，兼作电源开关及频率调节，R_1 为保护电阻，$R_{W1}+R_1=\mathrm{R}$ 作偏置电阻，给 BG 管提供基极电流。电容 C 提供交流通路，使反馈信号能加到三

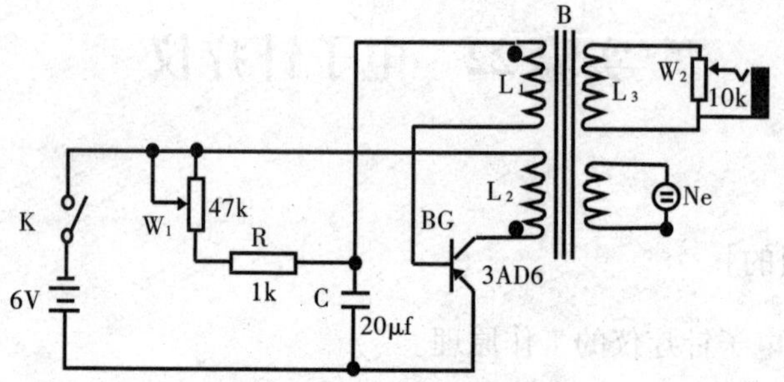

图 22-1　电针仪线路图

极管基极形成正反馈。B 为脉冲变压器，其中 L_2 为反馈线圈，L_3 为输出线圈供两枚针使用。Ne 为氖泡，作频率指示用，电路工作时氖泡以脉冲频率闪亮。W_2 为输出幅度调节。

其工作过程大致如下：由于晶体管 BG 正向偏置，当电源接通后，BG 导通，集电极电流 i_c 增加，流过线圈 L_1 时在 L_2 中产生感应电流，使基极电流 i_b 增加，通过 BG 使 i_c 进一步增加，这一正反馈的连锁反应形成的雪崩过程使 i_b、i_c 迅速增大，BG 立即进入饱和区，在 B 的耦合下，L_3 也将感应出快速上升的电压，形成输出脉冲陡直的前沿。

BG 饱和后，E_c 直接加在 L_1 两端，由于 L_1 感抗的影响，i_c 只能逐渐增大。此时 L_2 中感应电流通过 BG 发射结对 C 充电，随着电容 C 两端电压的升高，充电电流 i_b 将不断减小，但因晶体管 BG 深度饱和，i_b 减小的初期尚不足以使 BG 脱离饱和区，因此 L_3 中的感应电压基本不变，形成输出脉冲的平顶阶段。

随着电容 C 充电电流的进一步减小，晶体管 BG 终将脱离饱和区，由于 i_b 的减小使 i_c 减小，而在 L_2 中感应出的电压又促使 i_b 进一步下降，这样连续的正反馈，形成另一雪崩过程，使 i_b、i_c 迅速降低到零，晶体管 BG 进入截止区。这一过程在 L_3 中便感应出迅速下降的电压，形成输出脉冲的后沿。由于这一过程很短，BG 突然截止，线圈 L_1 中电流被突然切断，立即产生一个很大的感应电动势（通常称为反冲电压）来阻止电流的减少，由此产生的感应电流通过 L_2 和负载回路，形成输出的反冲，见图 22-2。此后，振荡进入休止期，L_3 中无输出。

BG 管截止后，i_b 和 i_c 都下降在零，电容 C 上充满的电荷将通过 R 向电

源 E_c 放电，由于放电时间常数 $\tau = RC$ 很大，所以放电电流变化缓慢，休止期较长。随着 C 的放电，u_c 逐步偏负，当达到 BG 管的导通电压后，晶体管 BG 导通，休止期结束，开始下一个脉冲。

前述过程周而复始，便可在 L_3 上输出如图 22-2 所示的双向窄脉冲波，由于脉冲宽度远小于休止阶段，间歇时间很长，故这种电路称为间歇振荡电路。

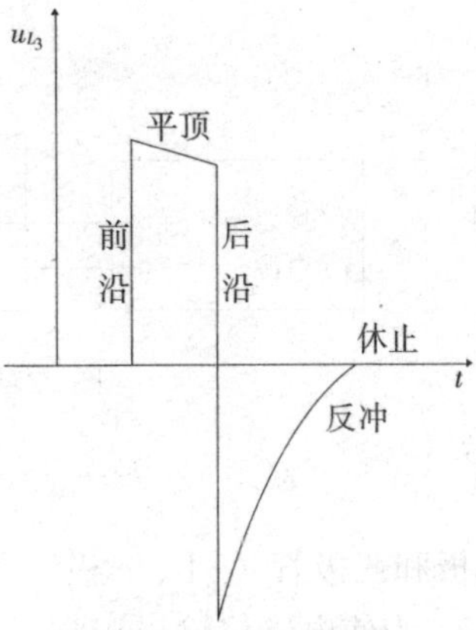

图 22-2　输出波形

［实验步骤］

1. 按照图 22-1 在电针仪印刷线路板（图 22-3）上焊接成电针仪。

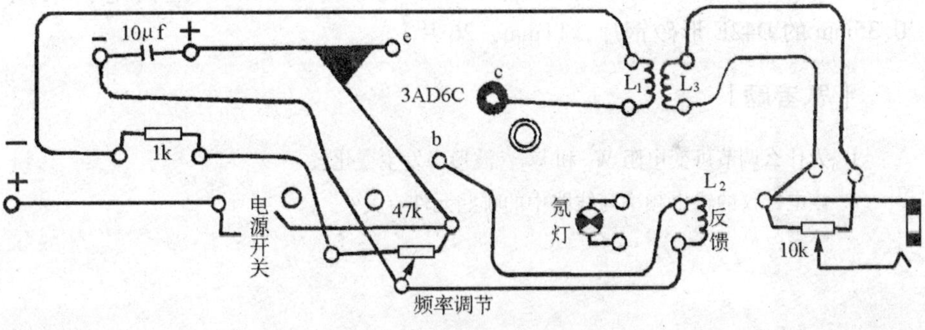

图 22-3　印刷线路板

2. 线路焊接完毕，经检查后，可接上电源。观察电针仪是否正常工作，此时应：

①看到氖泡闪亮，表示有脉冲输出；②调节电位器 W_1，氖泡闪亮频率有变化；③按图 22-4 连接线路，观察电针仪输出波形，然后调节可变电阻 W_1 和 W_2，分别观察波形变化。

［注意事项］

1. 为保证电针仪输出正常，在焊接和检查线路时，应注意电解电容的

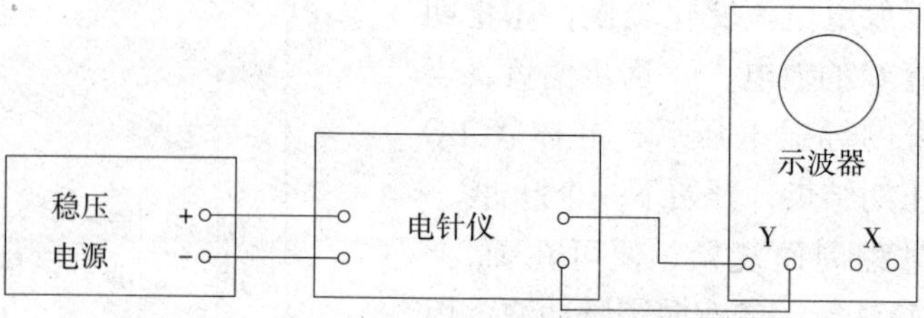

图 22-4　观察电针仪输出波形

正负极和三极管 e、b、c 极。

2. 为使电针仪输出正常，在绕制和焊接变压器时，务必注意线圈 L_1 和 L_2 的同名端，务必使其与图 22-4 线路保持一致。

（附变压器参数：$L_3 : L_2 : L_1 = 12 : 3 : 1$，$L_3$：Φ 为 0.07mm，1200 匝；$L_2$：Φ 为 0.10mm，300 匝；$L_1$：Φ 为 0.35mm，100 匝。铁芯：采用 0.35mm 的 D42E 形矽钢片，11mm，26 片）。

[思考题]

1. 为什么调节可变电阻 W_1 和 W_2，波形会发生变化？
2. 该电针仪的输出频率与线路中的哪些元件有关？

附录1 焊接的基本技术

一、电烙铁的使用

电烙铁主要由导电性能良好的紫铜做成的烙铁头和绕有电热丝的烙铁芯两部分组成，电热丝通电后将烙铁头加热。按功率分，电烙铁有20W、25W、45W、75W、100W和200W等几种，通常根据焊接点面积的大小和散热的快慢来选用电烙铁的功率。一般来说，焊接晶体管电路可以选用25W或45W的电烙铁；焊接集成电路的，则用20W或25W的电烙铁较为合适。使用电烙铁时，要注意以下两点：

1. 烙铁头上锡　新烙铁在使用前须将烙铁头表面的氧化物用锉刀或砂纸擦净，通电后，电烙铁开始发热，先在烙铁头上涂一层松香并将烙铁头在焊锡上轻擦，使它均匀地涂上一薄层锡，这样就完成了上锡的过程。旧烙铁使用时也要上锡。如果表面上有一层黑色氧化物或凹陷不平则须先用锉刀挫平，再上锡，然后才能使用。

2. 防止“烧死”　电烙铁连续使用时间过长，加热过度，铜头就要氧化。氧化部分不易传热，锡就沾不上去，这种现象称为“烧死”。“烧死”的烙铁要重新处理上锡后才能使用。为了防止烙铁“烧死”，在连续使用一定时间后（如2小时左右），要拔去电源，使它冷却，然后再加热使用。

二、焊料和焊剂

焊锡是一种锡铅锑合金，它的熔点低（200℃左右），凝结快，导电率高，牢固，光洁，因此是一种良好的焊料，能将两种金属通过它而牢固地熔合起来。但是在加热焊接时，金属表面发生氧化，生成氧化薄膜后，就不易焊接了。因此在焊接时常用焊剂除去氧化物，并防止金属表面在焊接时继续被氧化。由于松香价格低廉，且无腐蚀性，在焊接电子线路时通常用松香作焊剂。如果使用松香焊锡丝，焊接时不必再加焊剂，非常方便。

三、焊接方法

1. 焊接前，先把焊件和焊接点金属表面的氧化层或绝缘漆用小刀或砂纸刮除干净，再用烙铁上一层锡，然后再将焊件放在焊接点焊接。这道工序很重要，否则，容易发生焊接不牢或虚焊现象。

2. 焊接时，应以烙铁头的一面接触焊接点，这样传热面积大，焊接快而好。焊接时间不宜太长，也不能太短。焊锡量不能太少，但也不宜过多，以焊接点的接线头刚能浸没为好。在焊锡还没有凝固时，焊件或接线不能晃动，否则焊接不牢，或为虚焊。

在焊接晶体管之前，先要识别管脚，再将管脚剪到适当的长度，刮净上锡。焊接时，要用镊子夹住管脚，以利散热，焊接时间要短一些为好。

印刷电路板在焊接前先把上过锡的元件按电路图插入电路板的孔内，用松香焊锡丝作焊料，用 25W 或 45W 电烙铁在焊点处焊牢。焊接时间一般为几秒钟，不能过长，以避免电路板的铜皮跷起；但也不能太短，避免造成虚焊。

集成电路组件的外形有直立和扁平式两种，前者的焊接方法与焊接半导体管相同；后者在焊接前，先将组件的引线与电路板上的接点上好锡再焊接。由于组件上相邻两引线的间距很小，焊接时要注意勿使相邻两引线间造成短路；焊接的动作要快，最好能一次焊成。

附录 2　国产半导体器件型号的命名方法

我国半导体器件的型号由五部分组成。

第一部分用数字表示器件电极的数目。例如：

2　表示二极管；

3　表示三极管。

第二部分用汉语拼音字母表示器件的材料和极性。例如：

A　表示二极管时为 N 型锗管，表示三极管时为 PNP 型锗管；

B　表示二极管时为 P 型锗管，表示三极管时为 NPN 型锗管；

C　表示二极管时为 N 型硅管，表示三极管时为 PNP 型硅管；

D　表示二极管时为 P 型硅管，表示三极管时为 NPN 型硅管。

第三部分用汉语拼音字母表示器件的类型。例如：

P　表示普通管；

Z　表示整流管；

W　表示稳压管；

U　表示光电管；

K　表示开关管；

V　表示微波管；

T　表示可控硅元件；

X　表示低频小功率管（截止频率<3MHz，耗散功率<1W）；

G　表示高频小功率管（截止频率≥3MHz，耗散功率<1W）；

D　表示低频大功率管（截止频率<3MHz，耗散功率>1W）；

A　表示高频大功率管（截止频率≥3MHz，耗散功率>1W）。

第四部分用数字表示器件序号。例如：

2CZ11：整流用 N 型硅二极管；

3AX31：低频小功率 PNP 型锗三极管。

第五部分用汉语拼音字母表示规格号（参数等级）。例如：

3AX31A 和 3AX31B，主要是它们的 I_{cbo} 等参数不同。

附 表

附表 1 不同温度下水的密度（kg/m^3）

温度（℃）	0	10	20	30
0.0	999.867	999.727	999.229	995.672
0.5	899	681	124	520
1.0	926	632	017	366
1.5	940	580	997.907	210
2.0	968	524	795	051
2.5	982	465	680	994.891
3.0	992	404	563	728
3.5	998	339	443	564
4.0	1000.000	271	321	397
4.5	999.998	200	196	263
5.0	992	126	069	058
5.5	982	049	996.940	993.885
6.0	968	998.969	808	711
6.5	951	886	674	534
7.0	929	800	538	356
7.5	904	712	399	175
8.0	876	621	258	992.993
8.5	844	527	115	808
9.0	808	430	995.969	622
9.5	769	331	822	434
10.0	727	229	672	244

附表 2 在 20℃时常用的固体和液体的密度

物质	密度（kg/m^3）	物质	密度（kg/m^3）
铝	2698.9	水银	13546.2
铜	8960	钢	7600~7900
铁	7874	冰（0℃）	880~920
银	10500	甲醇	792
金	19320	乙醇	789.4
钨	19300	乙醚	714
铂	21450	甘油	1260
铅	11350	蜂蜜	1435

附表 3 水的黏度 η（单位：10^{-4} Pa · s）

温度（℃）	0	1	2	3	4	5	6	7	8	9
0	17.94	17.32	16.74	16.19	15.68	15.19	14.73	14.29	13.87	13.48
10	13.10	12.74	12.39	12.06	11.75	11.45	11.16	10.88	10.60	10.34
20	10.09	9.84	9.60	9.38	9.16	8.94	8.74	8.55	8.36	8.18
30	8.00	7.83	7.67	7.51	7.36	7.21	7.06	6.93	6.79	6.66

附表 4 液体的黏度 η

液体	温度（℃）	η（10^{-6}Pa · s）	液体	温度（℃）	η（10^{-6}Pa · s）
甲醇	0	817	甘油	0	1210×10^4
	20	584		20	149.9×10^4
乙醇	0	2780		100	1.2945×10^4
	20	1780	蜂蜜	20	650×10^4
乙醚	0	296		80	10×10^4
	20	243	蓖麻油	10	242×10^4
水银	0	1685		15	151×10^4
	20	1554		20	95×10^4

附表 5　水的表面张力系数 α（与空气接触）

温度（℃）	α（10^{-3}N/m）	温度（℃）	α（10^{-3}N/m）	温度（℃）	α（10^{-3}N/m）
0	75.62	15	73.48	22	72.44
5	74.90	16	73.34	23	72.28
10	74.20	17	73.20	24	72.12
11	74.07	18	73.05	25	71.96
12	73.92	19	72.89	30	71.15
13	73.78	20	72.75	50	67.90
14	73.64	21	72.60	100	58.84

附表 6　液体的表面张力系数 α（20℃与空气接触）

液体	α（10^{-3}N/m）	液体	α（10^{-3}N/m）
煤油	24	水银	513
肥皂溶液	40	甲醇	22.6
蓖麻油	36.4	乙醇	22.0
甘油	63	乙醇（0℃）	24.1

附表 7　常用光源的谱线波长 λ（nm）

He	Ne	Hg
706.5　红	650.6　红	623.4　橙
667.8　红	640.2　橙	579.1　黄
587.6　黄	638.3　橙	577.0　黄
501.6　绿	626.6　橙	546.1　绿
492.2　绿蓝	621.8　橙	491.6　绿蓝
471.3　蓝	614.3　橙	435.8　蓝
447.1　蓝	588.2　黄	407.8　蓝紫
402.6　蓝紫	585.2　黄	404.7　蓝紫
Na	Li	Kr
589.6　D_1 黄	670.8　红	587.1　黄
589.0　D_2 黄	610.4　橙	557.0　绿
He-Ne 激光	H	Sr
632.8　橙	656.3　红	640.8　橙
	486.1　绿蓝	638.6　橙
	434.0　蓝	
	410.2　蓝紫	406.7　蓝紫

附表 8 互补色表

溶液颜色	滤色片	从滤色片透出的光波波长（nm）
绿色带黄	青紫	400～435
黄	蓝	435～480
桔红	蓝色带绿	480～490
红	绿色带蓝	490～500
紫	绿	500～560
青紫	绿色带黄	560～580
蓝	黄	580～595
蓝色带绿	桔红	595～610
绿色带蓝	红	610～750

附表 9 某些物质相对于空气的折射率 n（入射光为 D 线 589. 3nm）

物质	n	物质	n
水（18℃）	1. 3332	二硫化碳（18℃）	1. 6291
乙醇（18℃）	1. 3625	方解石（寻常光）	1. 6585
		（非常光）	1. 4864
冕玻璃（轻）	1. 5153	水 晶（寻常光）	1. 5442
冕玻璃（重）	1. 6152	（非常光）	1. 5533
燧石玻璃（轻）	1. 6085		
燧石玻璃（重）	1. 7515		

附表 10 一些药物的旋光率 $[\alpha]_D^{20}$

药 名	$[\alpha]_D^{20}$	药 名	$[\alpha]_D^{20}$
葡 萄 糖	+52. 5°～+53°	维 生 素 C	+21°～+22°
蔗 糖	+65. 9°	薄 荷 脑	-49°～-50°
乳 糖	+52. 2°～+52. 5°	茴 香 油	+12°～+24°
樟 脑（醇溶液）	+41°～+43°	氯 霉 素（无水乙醇）	+18. 5°～+21. 5°
山 道 年（醇溶液）	-170°～-175°	氯 霉 素（醋酸乙酯）	-22. 5°

附表 11　不同金属（或合金）与铂（化学纯）构成热电偶的温差电动势

（热端 100℃，冷端 0℃）

金属或合金	温差电动势（mV）	连续使用温度（℃）	短时间使用最高温度（℃）
65%Ni+5%（Al，Si，Mn）	-1.38	1000	1250
钨	+0.79	2000	2500
康铜（60%Cu+40%Ni）	-3.5	600	800
康铜（56%Cu+44%Ni）	-4.0	600	800
制导线用铜	+0.75	350	500
镍	-1.5	1000	1100
手工制造的铁	+1.87	600	800
80%Ni+20%Cr	+2.5	1000	1100
60%Ni+10%Cr	+2.71	1000	1250
90%Pt+10%Ir	+1.3	1000	1200
60%Pt+10%Rh	+0.64	1300	1600
银	+0.72	600	700

注：1. 温差电动势为正值时，在处于 0℃的热电偶一端电流由金属（或合金）流向铂，负值时，流向相反。

2. 为了确定用表中所列两种材料构成的热电偶的温差电动势，应取这两种材料的温差电动势的差值，例如，铜-康铜热电偶的温差电动势等于+0.75-（-3.5）= 4.25mV。